Jean Paul Ilunga Mulaja

Doenças crónicas não transmissíveis entre soldados congoleses

Jean Paul Ilunga Mulaja

Doenças crónicas não transmissíveis entre soldados congoleses

ScienciaScripts

Imprint

Any brand names and product names mentioned in this book are subject to trademark, brand or patent protection and are trademarks or registered trademarks of their respective holders. The use of brand names, product names, common names, trade names, product descriptions etc. even without a particular marking in this work is in no way to be construed to mean that such names may be regarded as unrestricted in respect of trademark and brand protection legislation and could thus be used by anyone.

Cover image: www.ingimage.com

This book is a translation from the original published under ISBN 978-620-2-31088-8.

Publisher:
Sciencia Scripts
is a trademark of
Dodo Books Indian Ocean Ltd. and OmniScriptum S.R.L publishing group

120 High Road, East Finchley, London, N2 9ED, United Kingdom
Str. Armeneasca 28/1, office 1, Chisinau MD-2012, Republic of Moldova, Europe
Printed at: see last page
ISBN: 978-620-8-11186-1

DOENÇAS CRÓNICAS NÃO TRANSMISSÍVEIS ENTRE OS SOLDADOS CONGOLESES

Melhorar as condições de vida social e reforçar os melhores cuidados médicos dos militares e dos polícias em África

ABBREVIATIONS AND ACRONYMS

ASC: Community Health Officer

COPD: Broncho chronic obstructive pulmonary diseases

CAMEG: Central Purchase of Essential and Generic Drugs

CCSA: Framework Convention on Tobacco Control

CHM: Military Hospital Center

CMS: Medical Social Center

CNAO: National Center for Orthopedic Equipment

CHC: Hepatocellular carcinoma

DEPI: Division of Epidemiology

DPFR: Directorate of Planning, Training and Research

ESDC: Congolese Demographic and Health Survey

DGASS: Directorate General of the Armed Forces of the Health Service

EQUINTE: Balance International

EFFO: Officer Training School

FARDC: Armed Forces of the Democratic Republic of Congo

CNCD: Chronic non-communicable disease

MIS: Ministry of the Interior and Security

MDFAC: Ministry of Defense and Veterans

CVD: Cardiovascular Disease

NTM: Noncommunicable disease

MICS: Multiple Indicator Cluster Survey

CVD: Cardiovascular Diseases

Hypertension: Hypertension

BMI: Body Mass Index

STI / STD: Sexually Transmitted Infections / Disease

SDGs: Sustainable Development Goal

WHO: World Health Organization

NGO: Non Governmental Organization

PLMNT: Non Communicable Disease Control Program

STEPS: Noncommunicable disease surveillance

UMIR: Medical Unit of Rapid Intervention

Índice

INTRODUÇÃO

Palavras-chave: Epidemiologia, doenças não transmissíveis, militares, congoleses

A República Democrática do Congo cobre uma área de 2.345.000 km2. É o segundo país mais populoso da África subsaariana, com uma população estimada em 64,420 milhões de habitantes.

A população está distribuída de forma desigual pelo território, com 69,6% a viver em zonas rurais e 30,4% em zonas urbanas.

Nas zonas rurais, a acessibilidade geográfica é um desafio permanente: de acordo com o Plano Nacional de Desenvolvimento Sanitário (PNDS) de 2013-2018, apenas 35% da população vive num raio inferior a 5 km de uma unidade de saúde.

A densa hidrografia do Congo (rio Congo e lagos), bem como a densa vegetação (metade do país coberto pela floresta e pela savana), são factores que condicionam o acesso da população aos serviços de saúde.

A dimensão das doenças não transmissíveis (DNT) a nível mundial torna-as atualmente a principal causa de morte.

Atualmente, constituem um verdadeiro desafio em termos de saúde pública e de desenvolvimento para os países com poucos recursos que já enfrentam o fardo das doenças infecciosas, em especial o VIH, a malária e a tuberculose, e comprometem seriamente a realização dos objectivos de desenvolvimento sustentável.

A situação é muito preocupante no Congo porque os factores de risco das principais doenças não transmissíveis estão presentes em quase todos os grupos sociais e, em especial, nos grupos vulneráveis, como os reformados, os idosos, as pessoas com baixo nível de escolaridade, as crianças e os jovens e as mulheres em idade fértil.

Para resolver esta situação, o Ministério da Saúde está empenhado em fazer do Programa de Doenças Não Transmissíveis uma prioridade nacional.

Baseada numa abordagem integrada das doenças não transmissíveis a todos os níveis, com o reforço da parceria público-privada, intervenções eficazes em termos de custos, integração da gestão das doenças não transmissíveis nos cuidados de saúde primários e promoção da investigação operacional, tem por objetivo reduzir o peso das doenças não transmissíveis e melhorar a qualidade de vida da população congolesa.

Permitirá ao Congo posicionar-se bem para alcançar o primeiro consenso mundial sobre os indicadores de doenças não transmissíveis, nomeadamente: "reduzir em 25% a mortalidade relacionada com as doenças não transmissíveis até 2030".

CAPÍTULO I: DOENÇAS NÃO TRANSMISSÍVEIS

As doenças não transmissíveis, também conhecidas como doenças crónicas, tendem a ser de longa duração e resultam de uma associação de factores genéticos, fisiológicos, ambientais e comportamentais.

As doenças crónicas não transmissíveis são um problema prioritário de saúde pública. A nível mundial, o peso das doenças não transmissíveis tem aumentado rapidamente. Em 2001, estas doenças representavam quase 60% dos 56 milhões de mortes anuais e 47% do peso global da doença. Longe de serem exclusivas dos países ricos, as doenças crónicas não transmissíveis constituem um pesado encargo para os países pobres.

O modelo de transição epidemiológica nestes países corresponde mais à coexistência de doenças infecciosas e de doenças crónicas não transmissíveis.

Em 2004, as estimativas das causas de morte por região atribuíam às doenças crónicas não transmissíveis 25% na África Subsariana, 48% no Sul da Ásia, 63% no Médio Oriente e Norte de África e 87% às doenças crónicas não transmissíveis. países ricos.

Em África, a morbilidade das doenças crónicas não transmissíveis está a aumentar. A evolução da frequência da diabetes ilustra a progressão das doenças crónicas não transmissíveis.

De facto, em 1997, 63% dos diabéticos viviam em países em desenvolvimento, quando esta doença era rara há vinte anos; e a Organização Mundial de Saúde prevê uma proporção de 76% em 2025.

A obesidade, que é um marcador da transição nutricional, está a aumentar em todo o mundo. A Organização Mundial de Saúde fala de uma epidemia global que afecta mais de 300 milhões de pessoas, das quais 115 milhões nos países em desenvolvimento.

Nalguns países, observa-se a passagem gradual de um problema grave de magreza para um problema de excesso de peso e obesidade.

Metade das mortes na África Subsariana são atribuídas a doenças infecciosas e um quarto a doenças crónicas não transmissíveis.

Alguns autores prevêem que 46% das mortes na ASS estarão relacionadas com doenças crónicas não transmissíveis em 2030. O aumento das doenças crónicas não transmissíveis está relacionado com vários factores.

Em primeiro lugar, o declínio das doenças infecciosas que afectam desproporcionadamente as crianças conduz a um aumento da esperança de vida dos adultos e a um envelhecimento relativo da população.

Em segundo lugar, a alteração do perfil demográfico da população é um fator importante que influencia, no futuro, a incidência de doenças crónicas não transmissíveis em África. Por último, a urbanização e a alteração dos estilos de vida relacionados com o desenvolvimento económico estão intimamente ligadas à ocorrência de doenças crónicas não transmissíveis. Estas alterações estão relacionadas com a alimentação, a atividade física, o tabagismo, a obesidade e o consumo de álcool.

Nos países desenvolvidos, cerca de 90% dos novos casos de diabetes e 70 a 80% das doenças cardiovasculares são atribuíveis ao estilo de vida. Um estudo anterior realizado no Senegal revelou uma elevada frequência de hipertensão (24,1%), diabetes (9,7%), obesidade (16,7%) e insuficiência renal (22%). 4%) e a maioria dos pacientes examinados não conhecia o seu estado clínico.

As doenças crónicas não transmissíveis representam um pesado encargo económico nos países de baixo rendimento e as famílias pobres são as mais afectadas. A cobertura dos seguros de saúde é ainda limitada e os custos médicos são em grande parte suportados pelas famílias em geral.

Assim, é urgente travar a tendência crescente das doenças crónicas não transmissíveis nos países de baixo e médio rendimento e reduzir os encargos sociais e económicos daí resultantes. As intervenções devem ter em conta os factores de risco, como o consumo de tabaco, o consumo de álcool, o sedentarismo e uma alimentação inadequada.

Os principais tipos de doenças não transmissíveis são as doenças cardiovasculares (acidentes vasculares cerebrais e cardíacos), os cancros, as doenças respiratórias crónicas (como a doença pulmonar obstrutiva crónica ou asma) e a diabetes.

Têm um impacto desproporcionado nos países de baixo e médio rendimento, que são responsáveis por mais de três quartos das mortes causadas por estas doenças, ou seja, 31 milhões de mortes.

1.1. Quem está em risco?

Todas as faixas etárias e regiões são afectadas pelas doenças não transmissíveis. Estas são frequentemente associadas a grupos etários mais velhos, mas os dados mostram que 15 milhões de mortes atribuídas a doenças não transmissíveis ocorrem entre os 30 e os 69 anos de idade. Estima-se que mais de 80% destas mortes "prematuras" ocorram em países de baixo e médio rendimento.

As crianças, os adultos e os idosos são todos vulneráveis aos factores de risco, quer se trate de uma alimentação pouco saudável, de um estilo de vida sedentário, da exposição ao fumo do tabaco ou dos efeitos do consumo nocivo do álcool.

A propagação destas doenças é alimentada por fenómenos como a urbanização rápida e não planeada, a globalização de estilos de vida pouco saudáveis e o envelhecimento das populações. Uma alimentação incorrecta e um estilo de vida sedentário podem resultar num aumento da pressão arterial, da glicemia, da lipidemia e da obesidade. Estes são factores de risco metabólico que podem levar a doenças cardiovasculares, a principal causa de morte prematura.

1.1.1. Factores de risco

a) Factores de risco comportamentais que podem ser modificados

O tabagismo, o sedentarismo, a má alimentação e o consumo nocivo de álcool são comportamentos que aumentam o risco de doenças não transmissíveis, mas que podem ser modificados.

- 7,2 milhões de mortes por ano são atribuídas ao tabaco (incluindo a exposição ao fumo passivo) e prevê-se que este número aumente significativamente nos próximos anos.

- Cerca de 4,1 milhões de mortes por ano são atribuídas ao consumo excessivo de sal/sódio.

Mais de metade dos 3,3 milhões de mortes por ano atribuíveis ao álcool são devidas a doenças não transmissíveis, incluindo o cancro.

- 1,6 milhões de mortes por ano podem ser atribuídas a uma atividade física insuficiente.

b) Factores de risco metabólicos/fisiológicos

Os seguintes factores de risco contribuem para 4 alterações metabólicas que aumentam o risco de doenças não transmissíveis:

-tensão arterial elevada;

• excesso de peso / obesidade;

• hiperglicemia (níveis elevados de glucose no sangue);

• hiperlipidemia (elevação dos níveis de lípidos no sangue).

Em termos de número de mortes que lhe são imputáveis, o principal fator de risco metabólico a nível mundial é a hipertensão arterial (responsável por 19% de todas as mortes no mundo), seguida do excesso de peso e da obesidade, seguidos da hiperglicemia.

1.2. Qual é o impacto socioeconómico das doenças não transmissíveis?

As doenças não transmissíveis comprometem os progressos realizados na Agenda 2030 para o Desenvolvimento Sustentável, incluindo o objetivo de reduzir em um terço a taxa de mortalidade prematura devida a doenças não transmissíveis até 2030.

Existe uma forte ligação entre a pobreza e as doenças não transmissíveis. Prevê-se que o rápido crescimento das doenças não transmissíveis constitua um obstáculo às iniciativas de redução da pobreza nos países de baixo rendimento, nomeadamente em resultado do aumento das despesas de saúde das famílias.

As pessoas vulneráveis e socialmente desfavorecidas adoecem e morrem mais rapidamente do que as que se encontram num nível social mais elevado, sobretudo porque correm um maior risco de exposição a produtos nocivos como o tabaco, a maus hábitos alimentares e porque têm um acesso limitado aos serviços de saúde.

Numa situação de recursos financeiros limitados, os custos dos cuidados com as doenças não transmissíveis esgotam rapidamente os recursos das famílias. Os custos exorbitantes das doenças não transmissíveis, frequentemente associados a tratamentos longos e onerosos e à perda de apoio familiar, empurram todos os anos milhões de pessoas para a pobreza e travam o desenvolvimento .

CAPÍTULO II: PREVENÇÃO DAS DOENÇAS NÃO TRANSMISSÍVEIS

Um meio importante de controlo consiste em reduzir os factores de risco associados a estas doenças. Existem soluções pouco dispendiosas para os governos e outras partes interessadas reduzirem os factores de risco comuns que podem ser alterados.

É importante acompanhar as tendências e as tendências das doenças e dos riscos não transmissíveis para orientar as políticas e as prioridades.

Para atenuar o impacto das doenças não transmissíveis nos indivíduos e na sociedade, é necessária uma abordagem holística que exija que todos os sectores - saúde, finanças, transportes, educação, agricultura, planeamento e outros - trabalhem em conjunto para reduzir os riscos associados a estas doenças e promover intervenções para as prevenir e controlar.

É fundamental investir em melhores cuidados para as doenças não transmissíveis, incluindo a deteção, a despistagem, o tratamento e o acesso aos cuidados paliativos para quem deles necessita.

As intervenções críticas de elevado impacto podem ser realizadas utilizando a abordagem dos cuidados de saúde primários para melhorar a deteção precoce e o tratamento imediato. As provas demonstram que essas intervenções são excelentes investimentos económicos, uma vez que, aplicadas rapidamente aos doentes, podem reduzir a necessidade de tratamentos mais dispendiosos.

É pouco provável que os países com uma cobertura insuficiente de seguro de saúde possam proporcionar um acesso universal a intervenções essenciais contra as doenças não transmissíveis.

As intervenções de cuidados são fundamentais para atingir o objetivo global de uma redução relativa de 25% do risco de mortalidade prematura por doenças não transmissíveis até 2025 e o objetivo dos objectivos de desenvolvimento sustentável de uma redução de um terço até 2030.

2.1. Ação da Organização Mundial de Saúde

A Agenda 2030 para o Desenvolvimento Sustentável reconhece as doenças não transmissíveis como um dos principais desafios para o desenvolvimento sustentável.

No âmbito deste Programa, os Chefes de Estado e de Governo comprometeram-se a realizar acções nacionais ambiciosas e, até 2030, a reduzir em um terço a mortalidade prematura por doenças não transmissíveis através da prevenção e do tratamento (Meta 3.4 dos ODS).

Esta meta foi estabelecida durante as reuniões de alto nível sobre doenças não transmissíveis organizadas pela Assembleia Geral das Nações Unidas em 2011 e 2014, reafirmando o papel de liderança e coordenação da Organização Mundial da Saúde para a promoção das DNTs. e monitorizar a ação global contra as doenças não transmissíveis.

A Assembleia Geral das Nações Unidas convocará uma terceira reunião de alto nível sobre este tema em 2018 para analisar os progressos e chegar a um consenso sobre o caminho a seguir de 2018 a 2030.

Para ajudar os países nos seus esforços nacionais, a OMS desenvolveu um Plano de Ação Global para o Controlo das Doenças Não Transmissíveis 2013-2020, com nove objectivos globais que têm o maior impacto na mortalidade global por estas doenças. Estes objectivos centram-se na prevenção e gestão das doenças não transmissíveis.

2.1.2. Dez factos sobre as doenças não transmissíveis

As doenças não transmissíveis ou crónicas são doenças de longa duração e de evolução geralmente lenta.

Os 4 principais tipos de doenças não transmissíveis são:

1) doenças cardiovasculares (como ataques cardíacos e acidentes vasculares cerebrais);

2) cancro;

3) doenças respiratórias crónicas (como a doença pulmonar obstrutiva crónica e a asma);

4) diabetes.

As doenças não transmissíveis são, de longe, a principal causa de morte no mundo, sendo responsáveis por mais de 63% de todas as mortes anuais.

Todos os anos, 36 milhões de mortes são atribuídas a estas doenças. Quase 80% delas ocorrem em países de baixo e médio rendimento.

Principais factos

-As doenças não transmissíveis matam mais de 40 milhões de pessoas todos os anos, sendo responsáveis por 70% de todas as mortes a nível mundial.

• Todos os anos, 15 milhões de pessoas com idades compreendidas entre os 30 e os 69 anos morrem de uma doença não transmissível; mais de 80% destas mortes "prematuras" ocorrem em países de baixo e médio rendimento.

• As doenças cardiovasculares são responsáveis pelo maior número de mortes não transmissíveis, 17,7 milhões por ano, seguidas dos cancros (8,8 milhões), das doenças respiratórias (3,9 milhões) e da diabetes (1,6 milhões).

- A estes 4 grupos de doenças são atribuídos mais de 80% das mortes "prematuras" devidas a doenças não transmissíveis.

• O tabagismo, o sedentarismo, o consumo nocivo de álcool e a má alimentação aumentam o risco de morrer de uma doença não transmissível.

• A deteção, o despiste e o tratamento das doenças não transmissíveis, bem como os cuidados paliativos, são elementos essenciais na resposta a estas doenças.

2.1.3. Tomar medidas contra as doenças não transmissíveis

2.1.3.1. Reduzir a exposição a factores de risco

• Prevenir em grande medida o ónus das doenças não transmissíveis, limitando a exposição das pessoas ao consumo de tabaco, a regimes alimentares pouco saudáveis, ao sedentarismo e ao consumo nocivo de álcool, recorrendo a medidas eficazes, comprovadas e financeiramente acessíveis em todos os países.

• Considerar a atuação em diferentes contextos, incluindo escolas, locais de trabalho, lares e comunidades.

• Apoiar o financiamento da saúde, incentivando abordagens inovadoras, como a tributação do tabaco e do álcool.

Etapas de aplicação das políticas

• Proteger as pessoas do fumo do tabaco, adotar e aplicar a proibição da publicidade, da promoção e do patrocínio do tabaco.

• Aumentar os impostos sobre o tabaco e o álcool.

• Restringir o acesso à venda de álcool e aplicar a proibição de publicidade.

• Limitar a ingestão de sal e reduzir o teor de sal dos alimentos.

• Substituir os ácidos gordos trans presentes nos alimentos por ácidos gordos polinsaturados.

• Sensibilizar o público para as questões da nutrição e da atividade física.

2.1.3.2. Melhorar a eficiência dos sistemas de saúde

• Melhorar os cuidados prestados às doenças não transmissíveis.

• Reforçar os sistemas de saúde baseados nos cuidados de saúde primários.

• Os serviços devem ser acessíveis e económicos para todos os grupos da população (ricos e pobres) e devem basear-se em tecnologias e medicamentos essenciais, sistemas de referência e de informação médica e pessoal médico qualificado.

Etapas de aplicação das políticas

• Integrar os planos relativos às doenças não transmissíveis no planeamento global dos sistemas de saúde.

ataques, acidentes vasculares cerebrais e cancros tratáveis.

- Desenvolver políticas de financiamento da saúde para uma cobertura universal.

• Desenvolver políticas que garantam o acesso de todos aos medicamentos genéricos e às tecnologias eficazes e adequadas.

• Formar o pessoal médico a todos os níveis.

2.1.3.3. Promover acções multissectoriais

• Envolver sistematicamente o sector da saúde em todos os sectores, públicos e outros, na gestão da dimensão sanitária das suas actividades.

• Estabelecer processos institucionalizados que promovam a resolução intersectorial de questões e tenham em conta o desequilíbrio de forças.

• Como tal, o sector da saúde deve dispor do mandato, dos incentivos e do orçamento necessários, bem como da capacidade de recorrer a mecanismos sustentáveis, para cooperar no desenvolvimento de soluções de prevenção e controlo das doenças não transmissíveis.

Etapas de aplicação das políticas

• Elaborar planos multissectoriais a nível nacional.

• Desenvolver mecanismos eficazes de coordenação multissectorial,

• Formar equipas de ação intergrupos, incluindo os Ministérios da Agricultura, da Educação, das Finanças, do Planeamento, dos Assuntos Sociais e da Segurança Social, do Comércio e dos Transportes,

• Envolver o sector privado não associado à indústria do tabaco e criar parcerias com a sociedade civil.

2.1.3.4. Reforçar as capacidades nacionais

-Identificar e responder às necessidades de desenvolvimento das capacidades e avaliar a eficácia dos esforços empreendidos.

• As principais questões identificadas pela Organização Mundial de Saúde com base em inquéritos realizados em 2000 e 2010 sobre as capacidades nacionais de prevenção e controlo das DNT dividem-se em sete grandes categorias.

Etapas de aplicação das políticas

Efetuar avaliações do reforço das capacidades, centradas nos seguintes aspectos

• infra-estruturas dos sistemas de saúde;

-financiamento;

• políticas, planeamento e estratégias;

-A vigilância;

TABLE 1 Criteria for selecting indicators	
Criteria	**Description**
Relevance	The indicator is undoubtedly relevant for the prevention and control of chronic diseases, or it could serve as a proxy indicator (reference standard) for the measure that underlies it
Accuracy	Scientific Integrity: The scientific evidence linking the performance of the indicator to chronic disease is strong
	Validity: The indicator appears to provide a reasonable measure of what it is supposed to measure (apparent validity) and the components of the indicator are meaningful (conceptual validity) Reliability: The same results would be obtained if the measurements were repeated under identical conditions
Meaning and usefulness	Provides information that is easy to understand, relevant to government planning and priorities, and useful in the context of public health decisions (eg, targeting more at-risk population groups)
Incentive to action	Provides information that can inspire action for change: illuminates and influences policy decisions or funding, modifies the behavior of health service providers, or increases general understanding within the community (eg, improves behaviors, results or use of health services)
Feasibility	Available data are of good quality, or data collection can be implemented at a relatively low cost
Stability	Data can be collected regularly and is comparable over time

CAPÍTULO III Hɪsᴛóʀɪᴀ **militar** ᴅᴀ **REPÚBLICA DEMOCRÁTICA DO CONGO**

A história militar da República Democrática do Congo abrange cerca de um século e meio de história em toda a África Central, mas também na África Oriental. Este artigo é uma síntese da história dos muitos conflitos que ensanguentaram o país e a região.

O espaço geográfico que constitui a atual República Democrática do Congo (sucessivamente designada por Estado Independente do Congo, Congo Belga, Congo-Kinshasa e Zaire) tem sido palco de violentos confrontos. Com efeito, desde a unificação e anexação do território por Leopoldo II da Bélgica, aquando da partilha de África em 1885, este último teve de impor pela força a sua autoridade aos povos de que se declarava soberano; enfrentou várias vezes, entre 1892 e 1894, os Estados indígenas de Mani ema, que desafiavam a sua supremacia.

Tendo passado pelo domínio belga propriamente dito, as tropas congolesas estiveram também envolvidas nos teatros africanos das duas guerras mundiais, antes de, após a independência em 1960, enfrentarem uma guerra civil de rara violência, que levou à tomada do poder por Mobutu. Este último levou o país para o campo ocidental durante a Guerra Fria e, na década de 1970, empenhou as suas forças armadas na luta contra o comunismo na África Central e Austral, nomeadamente em Angola. Apoiado contra todas as probabilidades pelos seus parceiros tradicionais, o país gozou de uma paz relativa durante a década seguinte.

Mas, em meados da década de 1990, a crise humanitária e os movimentos populacionais provocados pelo genocídio no Ruanda desestabilizaram profundamente a parte oriental do país e, em 1996, o exército de Mobutu não conseguiu resistir durante muito tempo ao movimento rebelde. Laurent-Desire Kabila foi abertamente apoiado e equipado pelo Ruanda e pelo Uganda. Finalmente, pouco depois da sua chegada ao poder, o novo senhor de Kinshasa virou-se contra os seus antigos padrinhos, que invadiram o país e o ocuparam a coberto de movimentos locais, até 2003. Atualmente, o Congo Oriental (Kivu e Ituri, em particular) vive os altos e baixos destes acontecimentos trágicos.

3.1. **Força pública: 1885-1960**

As primeiras tropas organizadas do Congo, conhecidas como Force Publique (FP), foram criadas em 1885 por Camille Coquilhat quando o rei Leopoldo II da Bélgica, que acabava de tomar posse do país sob o nome de Estado Independente do Congo (EIC), ordenou ao seu Ministro do Interior que criasse uma força militar e policial neste novo território.

A Força Pública era enquadrada por um corpo de oficiais brancos, na sua maioria belgas, mas também por oficiais europeus (suecos, dinamarqueses, polacos...) em busca de dinheiro fácil, exotismo e aventura. O corpo de sargentos, exclusivamente africano, era formado por indivíduos provenientes das tribos mais belicosas do

Haut-Congo, ou pelos soldados mais ferozes do contingente da PF. Por fim, o grosso das tropas, com fardas azuis e vermelhas, era constituído por escravos comprados a traficantes suaílis em troca de um compromisso de quatro anos com a Força Pública, ou por crianças raptadas durante as incursões, ou ainda por homens cuja família é feita refém e libertada após a incorporação.

Além disso, muito logicamente, se a Força Pública constituiu muito cedo uma força armada temida pela sua extrema violência (ver: chicotte), foi rapidamente confrontada com muitos problemas de disciplina ao longo da sua história. Assim, por um lado, os motins dos soldados negros eram frequentes (ver em particular a revolta dos Batetela), por outro lado, a administração congolesa teve de lidar com alguns oficiais brancos que excediam os seus poderes (ver: Leo Rom) e monopolizavam os territórios pelos quais eram responsáveis.

a)   **Campanhas contra o árabe-suaíli**

A primeira missão da Force Publique era controlar o território do EIC, particularmente no Leste (Maniema e Kivu), onde prosperavam os Estados Swahili, liderados por ricos comerciantes Bantu de Zanzibar. Escravizadores, traficantes de marfim e confessores muçulmanos (daí a utilização incorrecta do termo "árabe"), os comerciantes suaílis foram rapidamente caricaturados pela imprensa ocidental, o que permitiu a Leopoldo II vender à opinião pública internacional a sua guerra pessoal como uma cruzada anti-escravatura. O conflito não tardou a eclodir e a Force Publique empreendeu, entre maio de 1892 e janeiro de 1894, uma série de campanhas militares sob o comando de Francis Dhanis. No auge do conflito, em finais de 1892, cerca de 100.000 árabes-suaílis, divididos em vários exércitos, serão confrontados e derrotados por 120 europeus à frente de 3.500 soldados regulares.

Pressionado pela opinião pública internacional relativamente à situação das populações autóctones do Congo, Leopoldo II foi obrigado a transferir, em 1908, a soberania do Congo para o Estado belga, passando o território a denominar-se Congo Belga.

No que respeita à Força Pública, foram feitos muitos esforços para remediar os excessos do Estado Livre do Congo e para fazer da Força Pública uma força colonial mais clássica e mais disciplinada. Assim, os oficiais belgas substituíram os oficiais estrangeiros criados no âmbito do EIC. Para manter o seu comando, os oficiais estrangeiros pediram e obtiveram a naturalização belga. É o caso do dinamarquês Olsen que, de 1914 a 1918, participou nas campanhas vitoriosas da África Oriental Alemã e, mais tarde, tornou-se governador.

A organização interna da Force Publique foi racionalizada em torno da unidade padrão da companhia, comandada por um capitão e contando com 150 soldados nativos (askaris) para 4 oficiais belgas.

O alistamento por um período de sete anos baseava-se num sistema de quotas distritais de recrutas. A maioria dos soldados estava armada com uma única espingarda Albini de 11 mm e continuava a usar o uniforme azul e o fez vermelho do EIC, substituído entre 1915 e 1917 por um uniforme caqui.

Em 1914, a Force Publique era composta por cerca de 17.000 homens, a maioria dos quais servia em guarnição e desempenhava essencialmente um papel de polícia num determinado território.

b) A Primeira e a Segunda Guerras Mundiais

Desde o início da Primeira Guerra Mundial, a Bélgica, apesar da sua neutralidade, foi invadida pela Alemanha e ocupada quase na totalidade, restando apenas um fragmento de território livre defendido pelo exército durante quatro anos. Este facto foi significativo para o Congo Belga. De facto, o governo da Bélgica, exilado em França, já não podendo exercer a sua soberania sobre a metrópole, encarregou a Força Pública de apoiar as tropas coloniais francesas e sobretudo britânicas contra o Império colonial alemão.

A força pública fez assim uma marca de sucesso nos Camarões (ver: Kamerun), Ruanda, Burundi e Tanzânia (ver: África Oriental Alemã) durante a vitoriosa Campanha da África Oriental que terminou com a vitória belga em Tabora.

Submetida aos bombardeamentos alemães sobre as cidades próximas do lago Tanganica, incluindo o porto de Albertville (hoje Kalemie), a Força Pública, comandada pelo general Tombeur e pelos coronéis Molitor e Olsen, respondeu a 18 de abril de 1916 e tomou Kigali a 6 de maio de 1916. Um mês depois, a cidade de Usumbura, no Burundi, caiu perante a superioridade numérica belga. A 17 de junho, todo o Ruanda e o Burundi são ocupados. No Tanganica, a Brigada Molitor apodera-se de Mwanza, antes de marchar para Tabora, que, após vários dias de combates ferozes, acaba por cair a 19 de setembro de 1916. As forças belgo-congolesas e britânicas ocupam então toda a África Oriental Alemã, apesar da forte resistência do general alemão Von Lettow-Vorbeck, que durará até ao armistício de novembro de 1918.

Depois de a Conferência de Versalhes de 1919 ter confirmado a dissolução do império colonial alemão, a Bélgica obteve, em 1923, um mandato da Sociedade das Nações (SDN) sobre o Ruanda-Urundi. Dois anos mais tarde, estes territórios são anexados ao Congo Belga e têm direito a um governador belga distinto do governador do Congo Belga.

Em 1936, a Bélgica optou por uma política de neutralidade, que não impediu nem a invasão da Alemanha nazi, em 10 de maio de 1940, nem a capitulação e a prisão do rei Leopoldo III da Bélgica, em 28 de maio.

Mas, recusando a suserania do Terceiro Reich, a colónia aliou-se espontaneamente ao Reino Unido durante a Segunda Guerra Mundial, e enviou em 1941 três brigadas de infantaria para combater na Abissínia italiana, onde terminaram a sua campanha com as vitórias de Bortai e ....(ver: Campanha da África Oriental), e enviou um força expedicionária para o Egito e o Médio Oriente.

3.2. O período da independência

No final da guerra, e até 1960, a Bélgica completou a transformação da Força Pública numa força policial disciplinada e exigente, imbuída de uma cultura de segregação ativamente mantida pelo governo belga. De facto, até setembro de 1959, menos de um ano antes da independência do Congo Belga, os soldados nativos não podiam ser promovidos para além dos postos de oficiais subalternos. Além disso, o governo belga não tomou atempadamente as medidas necessárias para constituir um corpo de oficiais indígenas competentes. Aquando da independência, nenhum oficial da Força Pública, mesmo subalterno, era indígena e apenas 20 cadetes africanos frequentavam uma escola de oficiais.

Em 5 de julho de 1960, poucos dias após a independência da Bélgica, as guarnições da Force Publique em redor de Leopoldville amotinaram-se contra os seus oficiais brancos e atacaram muitos alvos europeus. A insurreição provocou o pânico entre a população civil de origem europeia (sobretudo belga), que regressou em massa à Europa, e o novo governo perdeu a sua credibilidade por não ter conseguido conter os amotinados e impedir os abusos. (assassínios, violações e pilhagens), premissa da crise congolesa que se avizinhava. Instituição colonial por excelência e odiada pela população congolesa, a Force publique passou a chamar-se Exército Nacional do Congo (ANC) e o seu comando foi africanizado.

a)   Exército Nacional do Congo: 1960-1971

Nos cinco anos seguintes, a secessão das províncias mineiras do Katanga e do Kasai do Sul, o assassinato do líder da independência Patrice Lumumba e a rebelião que se seguiu (ver Pierre Mulele) mergulharam o país numa crise sem precedentes.

Apoiadas pelas Nações Unidas na crise do Katanga (ver: Operação das Nações Unidas no Congo) e auxiliadas pelos Estados Unidos e por Israel na reconquista do território rebelde, as tropas de Mobutu, antigo sargento-mor da Força Pública, tornam-se Em pouco tempo, o chefe do Estado-Maior do ANC conseguiu pacificar um pouco o país.

Mobutu impôs-se então como uma personalidade-chave no Congo. Depois de ter reorganizado o aparelho militar em seu benefício, aproveitou-se da sua posição e, com o apoio da Bélgica e da CIA, liderou, em 24 de novembro de 1965, um golpe de Estado contra Joseph Kasa-Vubu, primeiro presidente do Congo recém-independente.

Campeão do bloco ocidental contra o avanço do comunismo na África subsariana, Mobutu e o seu exército beneficiaram do apoio técnico decisivo da superpotência americana, da antiga metrópole belga e da França. Assim, em maio de 1968, as potências ocidentais ajudaram a formar uma brigada de pára-quedistas, composta por dois regimentos, articulando-se em três batalhões3.

No final de outubro de 1971, Mobutu lançou a política de recurso à autenticidade e o país passou a chamar-se "República do Zaire". Por conseguinte, o Exército Nacional do Congo (ANC) adoptou o nome de Forças Armadas do Zaire (FAZ).

b) Forças Armadas do Zaire: 1971-1997

Em julho de 1975, de acordo com o Balanço Militar do IISS, as FAZ eram constituídas por 14 batalhões de infantaria, sete batalhões de guarda e sete batalhões de pára-quedistas (herdados da brigada de pára-quedistas formada em 1968). Havia ainda um regimento de veículos blindados e um batalhão de infantaria mecanizada4.

c) A guerra civil angolana

Apoiado pelo campo ocidental durante a Guerra Fria, Mobutu envolveu as suas tropas na guerra civil em Angola, em 1975, para apoiar a Frente Nacional de Libertação de Angola (FNLA) contra o Movimento Popular de Libertação de Angola (MPLA), de obediência marxista, apoiado pela União Soviética e no poder desde 11 de novembro de 1975. Ameaçando tomar Luanda, a capital, as tropas zairenses foram finalmente derrotadas pela força expedicionária cubana que veio em socorro de Agostinho Neto.

Como resultado deste fracasso desastroso, a política de ingerência nos assuntos angolanos intensificou-se com o apoio das Forças Armadas do Zaire à Frente de Libertação do Enclave de Cabinda (FLEC) e, mais tarde, à União Nacional para a Libertação. total independência de Angola (UNITA).

Em resposta, em 1977, as tropas angolanas e cubanas ali baseadas apoiaram a Frente Nacional de Libertação do Congo (FNLC) e lançaram, em março do mesmo ano, uma ofensiva na rica província mineira de Katanga, rebaptizada Shaba em 1971.

d) A Primeira Guerra do Shaba

O primeiro ataque, lançado a 7 de março e com um efetivo de 2.000 homens, visou cidades mineiras próximas da fronteira, incluindo Kolwezi. A invasão encontrou apenas uma resistência limitada por parte das forças armadas zairenses, que, no entanto, eram excedentárias, equipadas pelas potências ocidentais e supervisionadas por conselheiros militares americanos, franceses e belgas. Perante esta derrota, Mobutu viu-se obrigado a pedir a ajuda dos seus aliados.

A Bélgica, os Estados Unidos e a França enviaram imediatamente apoio aéreo, o Egito forneceu cinquenta pilotos e técnicos, o que reforçou significativamente a Força Aérea do Zaire, e finalmente Marrocos enviou um contingente experiente de 1500 homens.

O lançamento de tropas francesas em Kolwezi, a 9 de abril, e a contraofensiva das forças zairenses e marroquinas, a 14 de abril, iniciaram a reconquista da província, provocando a fuga de 50.000 refugiados para Angola. No final de maio, Shaba estava sob controlo e o regime de Mobutu salvo.

No entanto, o fraco desempenho das FAZ, incapazes de garantir sozinhas a defesa do país, pôs em evidência o enfraquecimento crónico das tropas de Mobutu6 , caracterizado por oficiais incompetentes e corruptos, soldados mal pagos que preferiam desertar a combater. Mobutu reformou assim a organização interna do exército e a cadeia de comando. Expurgou as FAZ de 25% dos seus efectivos, considerados injustos e ineficazes, integrou o estado-maior no seu gabinete presidencial e acumulou as funções de chefe do estado-maior, ministro da defesa e comandante supremo das FAZ.

Por fim, para garantir a segurança na província de Shaba, afectou definitivamente a divisão Kamanyola7, uma tropa de elite anteriormente afetada à defesa de Kinshasa.

No entanto, se, no final da primeira guerra do Shaba, Mobutu tentou preencher as lacunas, no fundo nada mudou. A lógica da guerra fria continuou e nem Mobutu nem Agostinho Neto decidiram parar a manutenção dos movimentos de guerrilha (FNLA, FLEC e UNITA por um lado e FNLC por outro). A partir daí, um segundo conflito parecia inevitável.

e)   A segunda guerra de Shaba

O líder da Frente Nacional de Libertação do Congo (FNLC), Nathaniel Mbumba, à frente dos seus "Tigres" de Katangan, bem equipados, endurecidos e com a supervisão de oficiais cubanos e alemães de Leste, lançou uma ofensiva a 11 de maio de 1978 sobre a cidade de Kolwezi, tendo feito reféns os 3.000 europeus que aí residiam.

Após a reunião de algumas das tropas governamentais de Kolwezi, as FAZ foram derrotadas e Mobutu foi forçado, mais uma vez, a pedir ajuda aos seus parceiros tradicionais, os Estados Unidos, a França e a Bélgica.

Para proteger os seus cidadãos, a 16 de maio, a França colocou em alerta o 2º REP (regimento de pára-quedistas estrangeiros), que, através de um ataque surpresa (Operação Bonite), realizado em poucos dias, dominou completamente a cidade, os rebeldes katangeses e evacuou os reféns europeus. Posteriormente, os pára-quedistas belgas e as tropas de uma força africana, maioritariamente marroquina, ajudaram a Legião Estrangeira e a FAZ a proteger a região.

Por fim, os Estados Unidos supervisionaram as negociações entre os governos de Angola e do Zaire para um acordo de paz e uma suspensão do apoio às respectivas rebeliões em ambos os países. O Zaire interrompeu momentaneamente a ajuda à FLEC, à FNLA e à UNITA, e Angola retirou o seu apoio aos separatistas do Shaba8.

f) Os problemas do início dos anos 90

A cruel falta de disciplina no seio das forças congolesas voltou a manifestar-se em 1990. Com efeito, com a desintegração do bloco de Leste e o fim da Guerra Fria, cessou o apoio incondicional dos ocidentais ao Zaire de Mobutu. Este último, reforçado pelas relações pessoais que mantinha com certos dirigentes ocidentais, continuou a acreditar na sua impunidade e permitiu deliberadamente que a situação das forças armadas se deteriorasse para que o seu controlo do poder não fosse ameaçado. Mas em setembro de 1991, durante os violentos motins de Kinshasa, algumas guarnições da capital, insatisfeitas com os baixos salários e com a acumulação de salários em atraso, acabaram por assumir a causa dos desordeiros. E os tumultos só foram travados pela repressão sangrenta da Divisão Especial Presidencial (DSP), e pela intervenção das forças francesas ("Operação Baumier") e belgas ("Operação Blue Beam") 10.

Em 1994, nas vésperas do genocídio ruandês e das suas consequências para a região dos Grandes Lagos, a situação das FAZ é dramática. De facto, à exceção de certas unidades privilegiadas como a DSP ou a 31ª Brigada Aerotransportada, a maior parte das outras formações tinham sido, durante uma década, mal treinadas, mal equipadas e tão mal pagas que recorriam regularmente à extorsão das populações locais. . Do mesmo modo, a politização e a progressiva etnização das tropas acabaram por desacreditar, aos olhos da população e dos observadores internacionais, um exército já amplamente desacreditado11. Por fim, é claro que as FAZ também não escaparam à degradação generalizada das infra-estruturas zairenses, vítima do regime clientelista e cleptomano de Mobutu.

g) A primeira guerra do Congo

Em 1994, a província de Kivu, no leste do país, assistiu à chegada de enormes vagas de refugiados, compostos por tutsis e hutus, que fugiam do genocídio no Ruanda. Acolhidas por estruturas humanitárias instaladas perto da fronteira oriental, as populações refugiadas rapidamente contaram entre elas alguns genocidas hutus desejosos de escapar à ofensiva da Frente Patriótica Ruandesa (RPF).

Protegidos pela comunidade internacional, estes campos humanitários transformaram-se rapidamente em santuários para extremistas hutus em busca de vingança. Além disso, Paul Kagame, líder da RPF, e novo homem forte de Kigali, considerando o Ruanda ameaçado

por um regresso das milícias genocidas, comprometeu-se a armar os Banyamulenge, tutsis emigrados em Kivu desde 1930 e vistos como aliados naturais do Ruanda.

Em meados de outubro de 1996, os campos humanitários dos arredores de Bukavu foram alvo de ataques dos Banyamulenge, dirigidos por um veterano da rebelião mulelista: Laurent-Desire Kabila, convertido ao comércio do ouro e do marfim nos anos oitenta.

Partindo da fronteira oriental, a rebelião, equipada e apoiada pelo Ruanda, Uganda e Angola, dispersou os campos de refugiados antes de avançar para oeste, tomando as cidades de Goma, Bukavu e Kisangani, bem como para sul, em direção às zonas mineiras de Katanga e Kasai. Os exércitos rebeldes, estruturados em torno de Kabila e da Aliança das Forças Democráticas de Libertação do Congo (AFDL), não encontrando uma verdadeira oposição, ocuparam as zonas abandonadas pelas Forças Armadas do Zaire (FAZ).

Estes, com exceção de algumas unidades de elite, não eram pagos há meses e recuavam, rendiam-se sem luta ou juntavam-se mesmo às forças rebeldes.

Privado de zonas fortes do Zaire e abandonado pelos seus protectores ocidentais, o Marechal Mobutu não conseguiu fazer face à situação e não conseguiu impor um cessar-fogo ao seu adversário.

Além disso, apesar da elaboração de um plano de paz da Organização da Unidade Africana (OUA) baseado na cessação das hostilidades e na abertura de um diálogo político, os combates prosseguiram. No terreno, as forças da AFDL continuaram a avançar em direção a Kinshasa. Do mesmo modo, apesar das pressões internacionais, o encontro de 4 de maio de 1997 entre Mobutu e Laurent-Desire Kabila a bordo de um navio sul-africano não teve êxito.

A 17 de maio de 1997, as tropas da AFDL entraram em Kinshasa, com o apoio do exército do Ruanda e do Uganda, à frente de um exército de "Kadogo", como Thierry Nindaga, Safari Rukwego, Cirpian Rikwiza, aclamados por uma população chinesa, esgotada por trinta anos de ditadura e cansada do regime mobutista.

Rejeitando os símbolos do regime odiado, o novo poder começou então a apagar parte dos nomes nascidos da zairianização: o país passou a chamar-se República Democrática do Congo, Kabila autoproclamou-se presidente, o rio passou a chamar-se Congo, o franco congolês substituiu o antigo Zaire, o mesmo acontecendo com o hino nacional, o lema, e as forças armadas que passaram a ser conhecidas como Forças Armadas Congolesas (FAC).

CAPÍTULO IV: ACÇÃO MULTISSECTORIAL PARA PREVENIR A NÃO-DOENÇAS TRANSMISSÍVEIS EM ÁFRICA SUBSAARIANA

A. África Subsariana

Está a atravessar um período de transição para as epidemias

A região enfrenta atualmente um duplo fardo de doenças: as doenças infecciosas continuam a ser a principal causa de morte, mas não há dúvida de que as taxas de prevalência das principais doenças não transmissíveis e os seus factores de risco comuns estão a aumentar rapidamente.

As doenças não transmissíveis são uma das principais causas de mortalidade prematura e de morbilidade antes dos 60 anos de idade na África Subsariana. Isto é especialmente verdade para os pobres, que não têm acesso a cuidados e medicamentos adequados.

Acontece frequentemente que a mesma pessoa sofre simultaneamente de doenças transmissíveis e não transmissíveis, podendo uma delas aumentar o risco de contrair ou agravar a outra. De acordo com as previsões actuais, o maior aumento de mortes atribuíveis a doenças não transmissíveis registar-se-á em África em 2020.

Em setembro de 2011, todos os Estados Membros das Nações Unidas assinaram a Declaração Política da Reunião de Alto Nível sobre a Prevenção e Controlo das Doenças Não Transmissíveis. A declaração reconhece que as doenças não transmissíveis constituem um importante desafio de desenvolvimento que exige uma ação multissectorial, uma vez que muitos dos factores determinantes destas doenças estão para além da influência do sector da saúde.

A ação multi-setorial refere-se ao trabalho que envolve diferentes departamentos governamentais, numa abordagem de todo o governo, em colaboração com organizações da sociedade civil e com o sector privado, quando apropriado. No entanto, existem poucas provas do sucesso deste tipo de ação nos países de baixo e médio rendimento.

Doenças não transmissíveis nos países do Sul

3.1. Doenças cardiovasculares

A epidemiologia mostra que as doenças cardiovasculares (DCV) estão no centro da transição sanitária. São a principal causa de morte no mundo. O número de mortes por doenças cardiovasculares está estimado em 17,3 milhões, ou seja, 30% da mortalidade global total, enquanto no início do século XX representavam menos de 10% das mortes. Mais de 80% das mortes por doenças cardiovasculares ocorrem nos países em desenvolvimento (PVD).

Nestes países, a mortalidade por doenças cardiovasculares representa atualmente mais de 20% da mortalidade global e a taxa de prevalência das doenças coronárias e dos acidentes vasculares cerebrais é semelhante à das doenças infecciosas e nutricionais. A Ásia, que regista um forte crescimento económico, está particularmente preocupada. A Índia, em particular, está a enfrentar um rápido aumento das doenças cardiovasculares, que se tornaram a principal causa de morte neste país.

Verifica-se uma alteração na distribuição nosológica das doenças cardiovasculares nos países de rendimento médio e baixo. Embora a doença cardíaca reumática continue a ser elevada, a hipertensão arterial é responsável por 20 a 30% dos internamentos hospitalares, a doença coronária, há muito considerada rara nas populações negras em África, está a progredir de forma constante e as cardiomiopatias primárias ocupam um lugar importante, com uma responsabilidade crescente pela infeção pelo VIH.

Este novo perfil epidemiológico tem muitas explicações: urbanização rápida e mal controlada, o tríptico "obesidade, síndrome metabólica, diabetes", excesso de sal na alimentação, tabagismo. Além disso, o acesso aos serviços de saúde é sempre difícil, a prevenção é insuficiente, como o demonstra a persistência da cardiopatia reumática.

A hipertensão arterial é um dos principais factores de risco cardiovascular no mundo. Os países em desenvolvimento são particularmente afectados: em 2025, três quartos da população mundial de hipertensos viverão nos países do Sul. A sua prevalência está a aumentar e é paralela à urbanização, às mudanças no estilo de vida e às suas consequências.

A hipertensão arterial é um problema de saúde pública devido à sua frequência e às suas complicações cardíacas (insuficiência cardíaca por cardiomiopatia hipertensiva), neurológicas (acidentes vasculares cerebrais), renais (insuficiência renal terminal). As medidas de higiene e dietéticas (dieta pobre em sódio com menos de 6 g de sal por dia, luta contra a obesidade, supressão do álcool e do tabaco) são objectivos prioritários.

O tratamento baseia-se nos derivados tiazídicos, os mais acessíveis, disponíveis sob a forma de medicamentos genéricos. O exemplo das ilhas do sudoeste do Oceano Índico é uma prova da importância dos factores de risco no aparecimento de doenças cardiovasculares. Estas ilhas apresentam disparidades significativas em termos de indicadores demográficos e económicos.

A mortalidade por doenças cardiovasculares é muito elevada nas Seicheles (32%), na Maurícia (31%) e na Reunião (29%), ilhas que completaram a sua transição epidemiológica. Esta mortalidade por doenças cardiovasculares reflecte uma elevada prevalência de factores de risco, bem como o envelhecimento da população.

Em contrapartida, a mortalidade por doenças cardiovasculares nas ilhas em fase de transição epidemiológica é baixa: 15% nas Comores, 18% em Madagáscar, mas a prevalência de factores de risco é elevada nestas duas ilhas no que diz respeito à hipertensão arterial e à diabetes, o que sugere um aumento rápido da mortalidade por doenças cardiovasculares, daí a necessidade de medidas de prevenção e controlo para evitar as doenças cardiovasculares.

3.2. Doenças metabólicas: excesso de peso, obesidade, diabetes

A propagação das doenças não transmissíveis não se limita às doenças cardiovasculares. A diabetes de tipo 2 (anteriormente conhecida como diabetes não insulino-dependente ou diabetes de início precoce) é uma doença relacionada com a nutrição e com o excesso de peso e a obesidade. Representa 90% dos casos de diabetes registados no mundo. O excesso de peso e a obesidade são definidos pelo Índice de Massa Corporal de Quetelet. O IMC é o peso (em kg) dividido pela altura (em cm) ao quadrado. O índice de massa corporal de um indivíduo normal situa-se entre 18 e 25; em caso de excesso de peso, vai de 25 a 30 e, em caso de obesidade, é superior a 30.

A Organização Mundial de Saúde considera o excesso de peso, a obesidade e a diabetes como a epidemia do século: estamos a falar de uma epidemia de "diabetes". A diabetes tornou-se, em menos de um quarto de século, um problema de saúde pública mundial. Estima-se que 347 milhões de pessoas sejam diabéticas. Em 2012, a diabetes foi a causa direta de 1,5 milhões de mortes.

Mais de 80% das mortes por diabetes ocorrem em países de baixo e médio rendimento. A epidemia de diabetes tipo 2 está a explodir nos países do Sul, com mais 170% de doentes até 2025: passaremos de 81 milhões de pessoas afectadas para mais de 230 milhões. Os países do Sul terão então 76% dos doentes diabéticos do mundo.

O tratamento baseia-se nos derivados tiazídicos, os mais acessíveis, disponíveis sob a forma de medicamentos genéricos. O exemplo das ilhas do sudoeste do Oceano Índico é a prova da importância dos factores de risco no aparecimento de doenças cardiovasculares. Estas ilhas apresentam disparidades significativas em termos de indicadores demográficos e económicos.

A mortalidade por doenças cardiovasculares é muito elevada nas Seicheles (32%), na Maurícia (31%) e na Reunião (29%), ilhas que completaram a sua transição epidemiológica. Esta mortalidade por doenças cardiovasculares reflecte uma elevada prevalência de factores de risco, bem como o envelhecimento da população.

Em contrapartida, a mortalidade por doenças cardiovasculares nas ilhas em fase de transição epidemiológica é baixa: 15% nas Comores, 18% em Madagáscar, mas a prevalência de factores de risco é elevada nestas duas ilhas no que diz respeito à hipertensão arterial e à diabetes, o que sugere um aumento rápido da mortalidade por doenças cardiovasculares, daí a necessidade de medidas de prevenção e controlo para evitar as doenças cardiovasculares.

3.2. Doenças metabólicas: excesso de peso, obesidade, diabetes

A propagação das doenças não transmissíveis não se limita às doenças cardiovasculares. A diabetes tipo 2 (anteriormente conhecida como diabetes não insulino-dependente ou diabetes de início precoce) é uma doença relacionada com a nutrição e com o excesso de peso e a obesidade. Representa 90% dos casos de diabetes registados no mundo. O excesso de peso e a obesidade são definidos pelo Índice de Massa Corporal de Quetelet. O IMC é o peso (em kg) dividido pela altura (em cm) ao quadrado. O índice de massa corporal de um indivíduo normal situa-se entre 18 e 25; em caso de excesso de peso, vai de 25 a 30 e, em caso de obesidade, é superior a 30.

A Organização Mundial de Saúde considera o excesso de peso, a obesidade e a diabetes como a epidemia do século: estamos a falar de uma epidemia de "diabetes". A diabetes tornou-se, em menos de um quarto de século, um problema de saúde pública mundial. Estima-se que 347 milhões de pessoas sejam diabéticas. Em 2012, a diabetes foi a causa direta de 1,5 milhões de mortes.

Mais de 80% das mortes por diabetes ocorrem em países de baixo e médio rendimento. A epidemia de diabetes tipo 2 está a explodir nos países do Sul, com mais 170% de doentes até 2025: passaremos de 81 milhões de pessoas afectadas para mais de 230 milhões. Os países do Sul terão então 76% dos doentes diabéticos do mundo.

O tratamento baseia-se nos derivados tiazídicos, os mais acessíveis, disponíveis sob a forma de medicamentos genéricos. O exemplo das ilhas do sudoeste do Oceano Índico é a prova da importância dos factores de risco no aparecimento de doenças cardiovasculares. Estas ilhas apresentam disparidades significativas em termos de indicadores demográficos e económicos.

A mortalidade por doenças cardiovasculares é muito elevada nas Seicheles (32%), na Maurícia (31%) e na Reunião (29%), ilhas que completaram a sua transição epidemiológica. Esta mortalidade por doenças cardiovasculares reflecte uma elevada prevalência de factores de risco, bem como o envelhecimento da população.

Em contrapartida, a mortalidade por doenças cardiovasculares nas ilhas em fase de transição epidemiológica é baixa: 15% nas Comores, 18% em Madagáscar, mas a prevalência de factores de risco é elevada nestas duas ilhas no que diz respeito à hipertensão arterial e à diabetes, o que sugere um aumento rápido da mortalidade por doenças cardiovasculares, daí a necessidade de medidas de prevenção e controlo para evitar as doenças cardiovasculares.

3.2. Doenças metabólicas: excesso de peso, obesidade, diabetes

A propagação das doenças não transmissíveis não se limita às doenças cardiovasculares. A diabetes de tipo 2 (anteriormente conhecida como diabetes não insulino-dependente ou diabetes de início precoce) é uma doença relacionada com a nutrição e com o excesso de peso e a obesidade. Representa 90% dos casos de diabetes registados no mundo. O excesso de peso e a obesidade são definidos pelo Índice de Massa Corporal de Quetelet. O IMC é o peso (em kg) dividido pela altura (em cm) ao quadrado. O índice de massa corporal do indivíduo normal situa-se entre 18 e 25; em caso de excesso de peso, vai de 25 a 30 e, em caso de obesidade, é superior a 30.

A Organização Mundial de Saúde considera o excesso de peso, a obesidade e a diabetes como a epidemia do século: estamos a falar de uma epidemia de "diabetes". A diabetes tornou-se, em menos de um quarto de século, um problema de saúde pública mundial. Estima-se que 347 milhões de pessoas sejam diabéticas. Em 2012, a diabetes foi a causa direta de 1,5 milhões de mortes.

Mais de 80% das mortes por diabetes ocorrem em países de baixo e médio rendimento. A epidemia de diabetes tipo 2 está a explodir nos países do Sul, com mais 170% de doentes até 2025: passaremos de 81 milhões de pessoas afectadas para mais de 230 milhões. Os países do Sul terão então 76% dos doentes diabéticos do mundo.

É uma nova afeção para uma população considerada como poupada até ao passado recente. Segundo a Organização Mundial de Saúde, este fenómeno reconhece várias causas, em particular o envelhecimento da população e a urbanização acelerada, na origem do sedentarismo. Mas há sobretudo o aparecimento do excesso de peso e da obesidade.

O aparecimento maciço do excesso de peso e da obesidade começou nos anos 70-80 na América Latina, espalhou-se depois pela Ásia e atingiu fortemente a África nos últimos anos. Em África, 1 em cada 4 mulheres e 1 em cada 6 homens são afectados nas zonas urbanas. Esta situação deve-se à transição nutricional, definida como uma alteração gradual dos regimes alimentares, incluindo um aumento acentuado do consumo de gorduras animais.

A diabetes aumenta o risco de doença cardíaca e de acidente vascular cerebral. Provoca retinopatia, insuficiência renal e ulcerações nos pés. O pé diabético é uma complicação frequente e grave nos países em desenvolvimento, com um risco elevado de amputação e de mortalidade após a amputação. A frequência do pé diabético é de 15% e superior em estudos hospitalares limitados sobre o pé diabético na África Subsariana.

Medidas simples de modificação do estilo de vida são eficazes para prevenir ou retardar a diabetes de tipo 2: peso corporal normal, exercício físico regular, dieta que reduza o consumo de açúcar e de gorduras saturadas, deixar de fumar.

Mas o tratamento é difícil. Há um controlo deficiente da dimensão do fenómeno, não se conhece a extensão exacta da doença, os medicamentos são caros, o que leva a uma fraca adesão à terapêutica. O tratamento da diabetes de tipo 2 consiste, nos países do sul, tal como nos países do norte, em controlar os níveis de açúcar no sangue através da dieta, da educação terapêutica e do tratamento medicamentoso oral, de modo a que o objetivo da HbA1c seja < 7%. No entanto, a prescrição de um plano deve ter em conta os hábitos locais e os imperativos financeiros.

Os alimentos com hidratos de carbono são os mais comuns e menos dispendiosos nos países em desenvolvimento. É necessário prescrever uma dieta semi-livre, excluindo os açúcares de absorção rápida. Os instrumentos de diagnóstico e de vigilância, como a HbA1c, só são acessíveis a uma minoria de doentes. A diabetes é uma doença progressiva e o tratamento deve ser reavaliado regularmente, tornando-se necessária a mudança para insulina na diabetes tipo 2 "envelhecida" e/ou complicada.

3.3. Cancros

Em 2012, registaram-se 14 milhões de novos casos e 8,2 milhões de mortes por cancro. Mais de 60% dos novos cancros ocorrem em África, na Ásia e na América Latina. Estas regiões são responsáveis por 70% de todas as mortes por cancro no mundo. O número de novos cancros poderá aumentar em 70% nas próximas duas décadas.

Os dados epidemiológicos prevêem um aumento constante da mortalidade por cancro. Até 2030, 13 a 17 milhões de pessoas morrerão de cancro todos os anos. Mais de 70% das mortes ocorrem em países de baixo e médio rendimento. Em África, há 600.000 casos de cancro por ano e 500.000 mortes, segundo dados da Organização Mundial de Saúde.

Os principais cancros no mundo são, por número decrescente de mortes: cancro do pulmão (1,37 milhões de mortes), cancro do estômago (736 000 mortes), cancro do fígado (695 000 mortes), cancro colorrectal (608 000 mortes), cancro da mama (458 000 mortes), cancro do colo do útero (275 000 mortes). Esta visão global não tem em conta as particularidades regionais, nomeadamente em África e na Ásia, onde a oncologia é dominada mais pelos cancros induzidos por vírus do que pelos "cancros ocidentais", como o cancro do pulmão. Os factores de risco de cancro incluem: tabagismo, consumo de álcool, alimentação pouco saudável e, especialmente nos países em desenvolvimento, infecções crónicas relacionadas com o vírus da hepatite B (VHB) e da hepatite C (VHC) e certos tipos de HPV. É nos países em desenvolvimento que as infecções virais causam a maior percentagem de mortes: até 20% das mortes por cancro são atribuídas a infecções virais.

Em África, o cancro primário do fígado ou carcinoma hepatocelular (CHC) é a segunda principal causa de cancro nos homens e a terceira principal causa nas mulheres. O vírus da hepatite B é a causa mais comum, sendo a taxa de prevalência do HBsAg crónico superior a 8%. A filiação da hepatite crónica ativa com o vírus B $\wedge$ cirrose $\wedge$ carcinoma hepatocelular leva ao tratamento da hepatite crónica ativa para travar a multiplicação viral graças aos antivirais.

Estes tratamentos longos e dispendiosos são difíceis de aplicar nas zonas tropicais. Por conseguinte, é necessário desenvolver um programa de imunização em massa desde o nascimento contra o vírus da hepatite B. O cancro do colo do útero relacionado com o papilomavírus é a segunda principal causa de morte por cancro entre as mulheres dos países com baixos rendimentos e a primeira nas mulheres africanas. Registam-se 493.000 novos casos por ano em todo o mundo e 275.000 mortes, 80% das quais nos países do Sul. O rastreio ativo do cancro do colo do útero raramente é viável nos países em desenvolvimento, daí o valor da prevenção através da imunização.

Durante quanto tempo mais os cancros induzidos por vírus dominarão a oncologia em África e na Ásia? Quarenta por cento dos cancros do pulmão são atualmente registados nos países em desenvolvimento, onde as melhorias constantes das condições socioeconómicas estão associadas ao aumento da esperança de vida e ao apoio ao tabaco e ao seu consumo.

Em 2015, os cancros ainda não revelaram o seu segredo, mas a deteção de factores cancerígenos, como o tabaco, o excesso de peso, o álcool, os vírus da hepatite B e C e o papilomavírus da hepatite, permite a sua prevenção.

O rastreio deve basear-se num teste que seja fácil de realizar, barato, aceitável e acessível para a maioria da população exposta. Certos cancros podem ser curados se forem diagnosticados precocemente, especialmente os cancros pediátricos.

3.4. Doenças respiratórias crónicas

A doença respiratória crónica é a quarta principal causa de morte no mundo. As mais comuns são a asma e a doença pulmonar obstrutiva crónica. 235 milhões de pessoas sofrem de asma, 64 milhões de doenças pulmonares obstrutivas crónicas em todo o mundo, 3 milhões de mortes por doença pulmonar obstrutiva crónica são registadas todos os anos (cerca de 5% das mortes em todo o mundo).

Os principais factores de risco são o tabagismo, a poluição do ar nas casas e no ar atmosférico, as alergias e a exposição a riscos profissionais, como poeiras ou produtos químicos.

Prevê-se que o número total de mortes por doença pulmonar obstrutiva crónica aumente 30% nos próximos 10 anos, a menos que sejam tomadas medidas de emergência para reduzir os factores de risco, em especial o tabagismo.

Os limites da luta contra as doenças não transmissíveis nos países do Sul devem-se à grande fragilidade dos sistemas de saúde, à dificuldade de acesso aos cuidados de saúde, aos desincentivos aos medicamentos e à falta de pessoal de saúde. A grande maioria das populações não tem cobertura de saúde.

Se as doenças cardiovasculares, a diabetes de tipo 2 e os cancros se tornaram verdadeiros problemas de saúde pública, outras doenças não transmissíveis, como as doenças renais, as doenças pulmonares obstrutivas crónicas, as síndromes depressivas unipolares, entre outras, vêem a sua incidência aumentar acentuadamente nos países em desenvolvimento.

A diminuição da mortalidade infantil e da mortalidade das crianças, o aumento da esperança de vida à nascença, explica-se pela redução das doenças transmissíveis em favor das doenças não transmissíveis.

A evolução aparentemente inexorável das doenças não transmissíveis nos países em desenvolvimento é, de facto, uma realidade, apesar das acções de saúde pública orientadas desde 2005 pela Organização Mundial de Saúde, que estabeleceu um plano para diminuir em 2% ao ano. ano a taxa de mortes relacionadas com doenças não transmissíveis.

B. Morbilidade das doenças crónicas não transmissíveis em África

A evolução da frequência da diabetes ilustra a progressão das doenças crónicas não transmissíveis. De facto, em 1997, 63% dos diabéticos viviam em países em desenvolvimento, quando esta doença era rara há vinte anos; e a Organização Mundial de Saúde prevê uma proporção de 76% em 2025.

A obesidade, que é um marcador da transição nutricional, está a aumentar em todo o mundo. A Organização Mundial de Saúde fala de uma epidemia global que afecta mais de 300 milhões de pessoas, das quais 115 milhões nos países em desenvolvimento. Em alguns países, observa-se a passagem progressiva de um problema de magreza para um problema de excesso de peso e obesidade.

Metade das mortes na África Subsariana são atribuídas a doenças infecciosas e um quarto a doenças crónicas não transmissíveis. Alguns autores prevêem que 46% das mortes na África Subsariana estarão relacionadas com doenças crónicas não transmissíveis em 2030.

O aumento das doenças crónicas não transmissíveis está relacionado com vários factores. Em primeiro lugar, o declínio das doenças infecciosas que afectam desproporcionadamente as crianças conduz a um aumento da esperança de vida dos adultos e a um envelhecimento relativo da população.

Em segundo lugar, a evolução do perfil demográfico da população é um fator importante que influencia, no futuro, a incidência de doenças crónicas não transmissíveis em África.

Por último, a urbanização e a alteração dos estilos de vida relacionados com o desenvolvimento económico estão intimamente ligadas à ocorrência de doenças crónicas não transmissíveis.

Estas alterações estão relacionadas com a alimentação, a atividade física, o tabagismo, a obesidade e o consumo de álcool. Nos países desenvolvidos, cerca de 90% dos novos casos de diabetes e 70 a 80% das doenças cardiovasculares são atribuíveis ao estilo de vida.

Um estudo anterior realizado no Senegal revelou uma elevada incidência de hipertensão arterial (24,1%), diabetes (9,7%), obesidade (16,7%) e insuficiência renal (22,4%) e a maioria dos pacientes examinados não conhecia o seu estado de saúde.

As doenças crónicas não transmissíveis representam um pesado encargo económico nos países de baixo rendimento e as famílias pobres são as mais afectadas.

A cobertura dos seguros de saúde é ainda limitada e os custos médicos são em grande parte suportados pelas famílias em geral. Assim, é urgente travar a tendência crescente das doenças crónicas não transmissíveis nos países de baixo e médio rendimento e reduzir os encargos sociais e económicos daí resultantes.

As intervenções devem ter em conta os factores de risco, como o tabagismo, o consumo de álcool, o sedentarismo e uma alimentação inadequada.

CAPÍTULO V: ORGANIZAÇÃO DOS CUIDADOS

1. Complexidade dos cuidados

A gestão dos doentes crónicos exige uma organização complexa, incluindo uma capacidade de acompanhamento a longo prazo, uma coordenação dos cuidados por vários prestadores de cuidados (multidisciplinaridade, relação interprofissional) e um acesso ininterrupto aos serviços. medicamentos e um sistema de informação médica (dossier informatizado ou partilhado entre os diferentes prestadores de cuidados responsáveis pelo doente).

Trata-se de otimizar o conjunto da abordagem para favorecer o envolvimento ativo do doente e a sua autonomização.

Continuidade dos cuidados "A continuidade dos cuidados é a forma como os cuidados são sentidos pelo doente como consistentes e interligados ao longo do tempo; este aspeto dos cuidados é o resultado de uma boa transferência de informação, de boas relações interpessoais e da coordenação dos cuidados. "

2. A continuidade diz respeito a três aspectos:

a. Continuidade informativa: a informação sobre acontecimentos passados é utilizada para prestar cuidados adequados às circunstâncias actuais do doente.

b. Continuidade relacional: a relação permanente entre o doente e o prestador de cuidados constitui o suporte da ligação dos cuidados ao longo do tempo e assegura a transição entre acontecimentos.

c. Continuidade da abordagem: garante que os cuidados recebidos das diferentes partes interessadas estão coerentemente ligados.

Este conceito demonstrou ser eficaz em medicina de cuidados primários e contribuiu para a melhoria da qualidade dos cuidados e dos resultados médicos, com diminuição da morbilidade, melhoria do acesso aos cuidados, redução do reinternamento, redução do recurso a serviços especializados e de urgência e melhor deteção de interações medicamentosas no tratamento.

Factores que limitam uma gestão óptima Certos factores relacionados com a organização dos cuidados podem ser limitantes para a prestação de cuidados óptimos aos doentes crónicos: não organização (planeamento) dos cuidados.

A falta de experiência e de ferramentas dos prestadores de cuidados, práticas não baseadas nas recomendações científicas em vigor, um sistema que não inclui a prevenção na sua oferta de serviços, falta de organização dos dados (num ficheiro médico, partilhado) e de comunicação entre os prestadores de cuidados, não envolvimento dos recursos comunitários do doente.

Diferentes pontos de vista A perspetiva da gestão das doenças crónicas é plural.

Assim, a gestão desta questão complexa será muito diferente em função do zoom "saúde" com que se aborda o tema: ação ao nível dos cuidados de saúde primários ou ação ao nível da saúde pública: segundo se coloca o Do ponto de vista do indivíduo, serão importantes noções como a história clínica, os factores de risco, os comportamentos de saúde, as percepções e as atitudes.

A atenção centra-se na sua liberdade de fazer "boas escolhas de saúde" e na conveniência e no lugar da educação terapêutica do doente. De um ponto de vista mais amplo, a análise das dimensões sociais, culturais e económicas põe em evidência diferentes forças que influenciam os comportamentos de saúde das pessoas: condições que escapam ao controlo do indivíduo exigem soluções mais globais, envolvendo instituições e decisões políticas.

Necessidades Ao nível de uma organização de saúde, ou de um serviço de saúde, fala-se em reforçar os cuidados de saúde primários com o objetivo de detetar sistematicamente pelo menos três grandes factores de risco para o desenvolvimento de doenças. crónicas: hipertensão arterial, diabetes e consumo de tabaco.

As recomendações actuais exigem que os prestadores de cuidados de saúde tornem a educação e a promoção da saúde acessíveis aos seus pacientes e que incentivem os prestadores de cuidados a incluir a promoção e a prevenção nas suas agendas de consulta.

O modelo de gestão dos cuidados agudos (reativo, eficaz e de curta duração) não é aplicável à gestão das doenças crónicas, pelo que se deve adotar uma abordagem holística que englobe as várias dimensões desta abordagem.

Esta mudança de paradigma deve ocorrer aos 6 níveis de um sistema de saúde: prestação de serviços de saúde; medicamentos e tecnologias, governação dos sistemas de saúde; financiamento dos sistemas de saúde; saúde pessoal; sistema de informação sobre saúde.

Uma abordagem sistémica, que considera a complexidade dos cuidados crónicos e que, no entanto, mantém o indivíduo no centro do sistema, tem as seguintes vantagens: tem em conta a complexidade e as interações dinâmicas entre os vários elementos do sistema, encara a saúde com diferentes dimensões e determinantes, identifica os principais intervenientes (indivíduos e instituições) e coloca o doente num contexto biológico, material, social e psicológico.

Este modelo sublinha que as explicações causais únicas se revelam frequentemente erradas e que é importante compreender os diferentes factores que podem influenciar uma determinada situação.

3. Adaptação dos sistemas de saúde

A adaptação dos sistemas de saúde à gestão adequada dos doentes crónicos é reconhecida como o maior desafio dos sistemas de saúde do século XXI.

Para responder a este desafio, muitas instituições, tais como centros de saúde, centros de investigação e instituições governamentais, tentaram responder às necessidades específicas das doenças crónicas, propondo programas e alterando a sua forma de atuar. carregar doentes crónicos.

Estes programas têm como principal objetivo identificar os doentes com doenças crónicas (por exemplo, diabéticos) e, entre eles, os que correm maior risco de desenvolver complicações, concentrando assim os recursos num número limitado de doentes. gestão de casos) e promover cuidados interprofissionais coordenados.

Outras iniciativas (programas de gestão da doença) 18 foram desenvolvidas e demonstraram um impacto definitivo na gestão dos doentes diabéticos, particularmente na melhoria dos resultados das medidas de processo (medição da PA ou HbA1c, por exemplo) e na satisfação dos prestadores de cuidados e dos doentes que participam nestes programas.

No entanto, mostraram pouco efeito nas medidas de resultados (por exemplo, HbA1c ou valor da PA).

Além disso, foi demonstrado que a gestão em equipa multidisciplinar dos doentes diabéticos permite melhorar as medidas de resultado (medidas de resultado: redução da HbA1c em 0,37%), especialmente porque esta equipa trabalha de forma coordenada, com a transmissão de informações sobre o doente entre os vários prestadores de cuidados.

Modelos de gestão da doença crónica (Chronic Disease Management Models) Chronic Care Model (CCM) Um dos modelos mais estudados e implementados desde que foi publicado há cerca de 15 anos é o Chronic Care Model (CCM) ", ou" Modelo de Gestão da Doença Crónica (CCDMM) ". Este modelo tem como objetivo ligar os doentes informados e activos na gestão da sua doença, a uma equipa de cuidadores proactivos e multidisciplinares.

Este modelo tem 6 elementos:

i. organização dos cuidados de saúde 19 Estabelecer uma cultura, uma organização e mecanismos para prestar cuidados de alta qualidade e de elevada qualidade.

ii. a conceção do sistema de prestação de cuidados Garantir que os cuidados e o apoio aos cuidados autónomos sejam prestados de forma eficaz e eficiente.

iii. apoio à tomada de decisões ("apoio à decisão") Promover cuidados baseados na ciência e que respondam às preferências dos doentes.

iv. o sistema de informação clínica Organização dos dados da população e dos doentes para apoiar a eficácia e a eficiência dos cuidados (registo partilhado, registo informatizado).

v. apoio à autogestão ("apoio à autogestão") Preparar os doentes para tomarem decisões informadas sobre a sua saúde e os cuidados que recebem, e para serem capazes de implementar comportamentos de saúde na sua vida quotidiana.

vi. recursos comunitários, mobilizar recursos na comunidade para satisfazer as necessidades dos doentes. A aplicação de uma combinação dos elementos (2 ou 3 elementos) deste modelo concetual demonstrou ser eficaz para melhorar a qualidade dos cuidados prestados aos doentes com doenças crónicas (principalmente diabetes e asma) e para uma melhor utilização dos recursos.

CAPÍTULO VI: DOENÇAS CRÓNICAS NÃO TRANSMISSÍVEIS AOS CONGOLESES MILITAR

A nível mundial, o peso das doenças não transmissíveis tem aumentado rapidamente.

Em 2001, foram responsáveis por quase 60% dos 56 milhões de mortes anuais e 47% da carga global de doenças.

Longe de serem exclusivas dos países ricos, as doenças crónicas não transmissíveis são um pesado fardo para os países pobres.

a) Objetivo do estudo

Avaliar os factores de risco das doenças crónicas não transmissíveis, a fim de estimar a prevalência das doenças crónicas não transmissíveis e dos seus factores de risco ao nível das forças armadas da República Democrática do Congo.

b) Metodologia

Trata-se de um estudo transversal descritivo e analítico dos principais factores de risco (comportamentais, físicos e biológicos) para as doenças não transmissíveis. Foram utilizados os instrumentos dos Inquéritos de Vigilância das Doenças Não Transmissíveis1, 2 e 3.

Os militares com idades compreendidas entre os 25 e os 60 anos. Esta população foi dividida em quatro estratos: 2534 anos; 35-44 anos; 45-54 anos e 55-60 anos.

A amostra foi determinada a partir de uma proporção inicial de 25% e de uma precisão de 5%. O efeito do projeto foi estimado em 1,5. Assim, para cada estrato, deve ser inquirida uma força de trabalho de 432 pessoas, exceto no último estrato, para o qual estava prevista metade. A dimensão da amostra é, por conseguinte, de 1513.

Foi utilizada uma estratificação de dois níveis para a seleção das unidades estatísticas.

Foi utilizado o questionário de vigilância de doenças não transmissíveis adaptado ao contexto dos exércitos. Apresentava uma secção sobre informações sociodemográficas e comportamentais, uma sobre medidas antropométricas e cardiovasculares e uma sobre parâmetros bioquímicos.

O estudo foi autorizado pela chefia militar e a participação foi livre e voluntária.

Os dados foram introduzidos com o software Epi info 6 e analisados com o R®. Foram utilizados cinco factores para determinar o score de risco cardiovascular: fumar diariamente cigarros, consumir menos de cinco porções de frutas e legumes por dia, ter menos de três sessões de atividade física intensa ou moderada por semana, ser hipertenso (NOT > 140 mmHg e/ou PAD > 90 mmHg ou anti-hipertensivo) e, por fim, ter um IMC > 25 kg/m2.

Uma porção de frutas e legumes corresponde a 80 gramas de frutas e legumes. A estimativa foi feita pelos inquiridos utilizando o mapa. A atividade física moderada é uma sessão sustentada com a duração de 30 minutos e que resulta num aumento moderado da frequência cardíaca.

A atividade física intensa é definida como uma sessão recreativa ou desportiva que é mantida durante pelo menos 30 minutos e aumenta significativamente a frequência cardíaca.

A combinação destes determinantes permitiu determinar uma pontuação de acordo com o número de factores presentes. Segundo a Organização Mundial de Saúde, as pessoas que não têm factores de risco são classificadas como "baixo risco cardiovascular" e as que têm pelo menos três determinantes são classificadas como "alto risco cardiovascular".

O teste Chi2 foi utilizado para a comparação das proporções e o limiar de significância foi fixado em 5%.

c) **Resultados**

Estes resultados dizem respeito a 1125 soldados inquiridos. A idade média era de 39,7 ± 9,2 anos e a idade média de 40 anos.

A maioria dos inquiridos eram homens, com um rácio de 28,6. Mais de oito em cada dez participantes eram casados e os solteiros representavam pouco menos de 2%.

O número médio de anos passados na escola foi de 10,8 ± 3,5 anos, com uma mediana de 11 anos. Pouco mais de metade dos participantes atingiu pelo menos o nível secundário.

O consumo diário de cigarros foi de 17,3% e não variou significativamente entre as categorias de idade (p = 0,57).

A idade média em que começaram a fumar foi de 20,8 ± 4 anos, a mediana foi de 20 anos, o mínimo foi de 12 e o máximo de 39 anos. O número médio de cigarros industriais consumidos diariamente foi de 9,5 ± 4,7 para os fumadores activos; a mediana foi de 10, o mínimo de 2 e o máximo de 20 cigarros (Quadro 1).

Tabela 1: Caraterísticas sociodemográficas e clínicas dos participantes

Variables	Mean	SD
Age (years)	39,7	9,17
Number of years of study	10,9	3,46
Age beginning active smoking (years)	20,8	4,0
Number of cigarettes / day	9,5	4,7
Number of servings of fruits and vegetables / day	4,2	11,1
Diastolic blood pressure (mm Hg)	80,1	10,5
Systolic blood pressure (mm Hg)	128,9	21,0
Body mass index (kg / m2)	23,7	3,1

O consumo de frutas e legumes, medido numa escala de três níveis, mostra que 46% dos inquiridos consomem 3 ou menos porções por dia, 48,4% exatamente 4 porções e 5,7% cinco porções ou mais. Verifica-se uma variação significativa entre os diferentes grupos etários. A Figura 1 ilustra o nível de consumo de fruta e legumes em cada estrato.

Figura 1 Nível de consumo de fruta e legumes por grupo etário

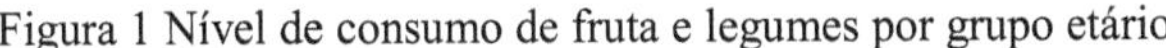

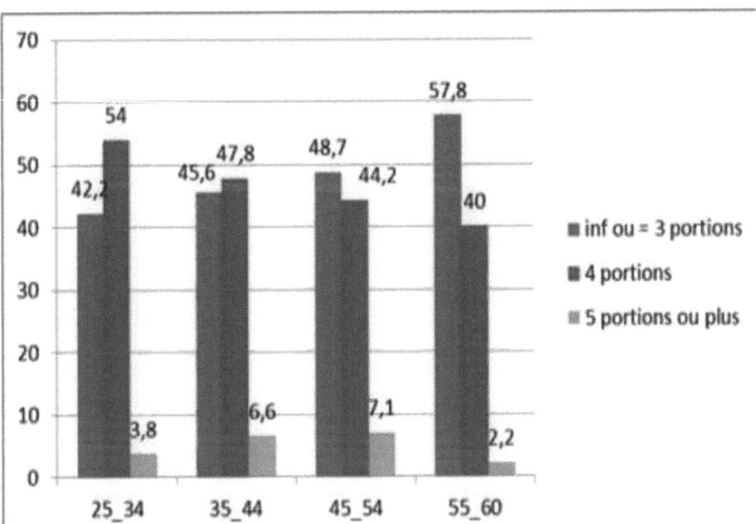

Quase três em cada dez praticavam uma atividade física limitada. Esta proporção variava consoante a faixa etária: 55-60 anos (53,3%) e relativamente baixa na faixa etária dos 25-34 anos (17,9%).

O número médio de dias de desporto por semana foi de 2,7 ± 1,5 (0-7 dias) (Tabela 2). A proporção de inquiridos com hipertensão sistólica foi de 22,6% (p = 0,002).

Foi mais baixa entre os jovens dos 25 aos 44 anos (19,2%) do que entre os jovens dos 45 aos 60 anos (29%). A hipertensão diastólica segue o mesmo padrão com uma frequência de 22% (p = 0,003). Apenas 25 inquiridos estavam sob tratamento médico anti-hipertensivo. A prevalência global de hipertensão arterial foi de 28,4% (p <0,001).

Entre os indivíduos com idades compreendidas entre os 25 e os 44 anos, um quarto era hipertenso, em comparação com um terço no grupo etário mais velho (Quadro 2).

Tabela 2: Distribuição dos factores de risco cardiovascular por grupo etário na população em estudo (N = 1125)

	Total	25-34 years	35-44 years	45-54 years	55-60 years	p-value
		n(%)	n(%)	n(%)	n(%)	
Active smoking	194(17,3)	52(15,0)	73(18,5)	62(18,3)	7(15,6)	0,570
Fruit and vegetable consumption						
≤ 3 servings	517(46,0)	146(42,2)	180(45,6)	165(48,7)	26(57,8)	0,140
4 servings	544(48,4)	187(54,0)	189(47,8)	150(44,2)	18(40,0)	0,044
≥ 5 servings	64(5,7)	13(3,8)	26(6,6)	24(7,1)	1(2,2)	----
Physical activity						
At work						
Limited	492(43,7)	116(33,5)	153(38,7)	196(57,8)	27(60,0)	< 0,001
Moderate	436(38,8)	141(40,8)	171(43,3)	108(31,9)	16(35,6)	0,012
Intense	267(23,7)	117(33,8)	98(24,8)	48(14,2)	4(8,9)	< 0,001
Leisure or Sport						
Limited	741(65,9)	203(58,7)	272(68,9)	232(68,4)	34(75,6)	0,006
Moderate	213(18,9)	55(15,9)	72(18,2)	77(22,7)	9(20,0)	0,145
Intense	230(20,4)	107(30,9)	75(19,0)	44(13,0)	4(8,9)	< 0,001
Intense or moderate activity	808(71,8)	284(82,1)	296(74,9)	207(61,1)	21(46,7)	< 0,001
Hypertension (hypertension)						
Systolic hypertension	254(22,6)	63(18,2)	79(20,0)	99(29,2)	13(28,9)	0,002
Diastolic HTA	247(22,0)	58(16,8)	82(20,8)	95(28,0)	12(26,7)	0,003
Anti-HTA treatment	25(2,2)	1(0,3)	6(1,5)	13(3,8)	5(11,1)	------
Systolic-diastolic HTA	320(28,4)	77(22,3)	105(26,6)	123(36,3)	15(33,3)	<0,001
Body mass index (kg / m2)						
Normal	781(69,4)	311(89,9)	257(65,1)	191(56,3)	22(48,9)	<0,001
Overweight	304(27,0)	32(9,2)	120(30,4)	130(38,3)	22(48,9)	<0,001
Obesity	40(3,6)	3(0,9)	18(4,6)	18(5,3)	1(2,2)	-----
Cardiovascular risk score						
0	6(0,5)	1(0,3)	4(1,0)	1 (0,3)	0(0,0)	---
1	129(11,5)	44(12,7)	48(12,2)	35(10,4)	2(4,4)	0,340
2	549(48,8)	191(55,2)	200(50,6)	140(41,4)	18(40)	0,002
3	359(31,9)	100(28,9)	125(31,6)	117(34,6)	17(37,8)	0,360
4	81(7,2)	10(2,9)	18(4,6)	45(13,3)	8(17,8)	----

O excesso de peso era comum em geral (27%), variando consideravelmente de uma categoria de idade para outra.

Foi encontrada em quase metade dos indivíduos com 55-60 anos, 40% dos indivíduos com 45-54 anos, 30% dos indivíduos com 35-44 anos e menos de 10% dos indivíduos com 25-34 anos. A prevalência da obesidade (IMC > 30kg / m2) foi baixa (3,6%)

(Quadro 2).

A prevalência de diabetes foi de 3,0% e apenas um doente tinha uma taxa de filtração glomerular inferior a 60 ml / min / 1,73m2.

A determinação da pontuação de risco revelou que menos de 1% dos participantes não tinham factores de risco, 11,5% tinham apenas um fator de risco, 49% dois factores, 32% três factores e 7% dos indivíduos combinavam quatro factores de risco.

De acordo com a classificação de risco cardiovascular da Organização Mundial de Saúde, menos de 1% é de baixo risco e 39,1% de alto risco. Como mostra o gráfico abaixo, a análise do risco cardiovascular apresenta variabilidade entre os grupos etários (p <0,001); a presença de pelo menos três factores de risco foi de 31,8% e 36,2%, respetivamente, entre os 25-34 anos e 35-44 anos; 47,8% e 55,5% entre os 45-54 e 55-60 anos.

A figura ilustra a pontuação de risco de acordo com a categoria de idade.

Figura 2: Distribuição da pontuação de risco cardiovascular por grupo etário

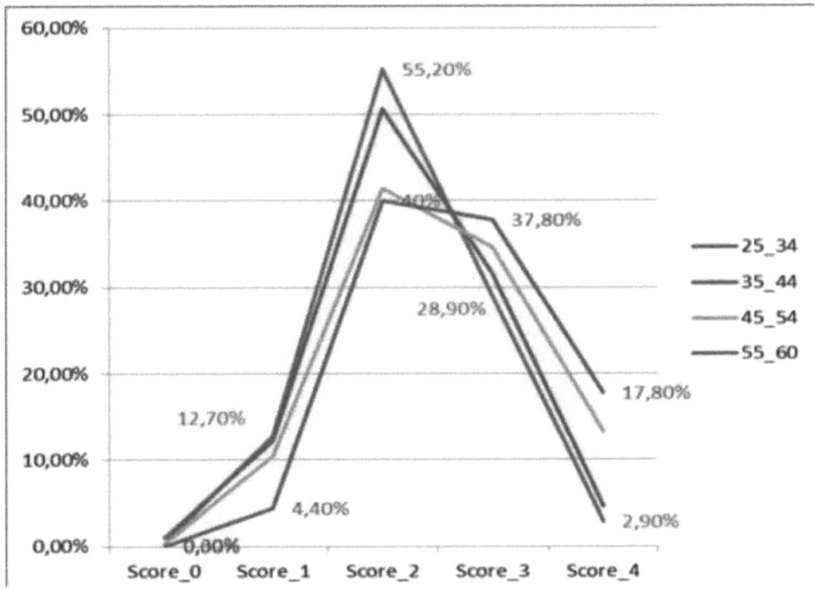

d) **Discussão dos resultados**

Os estudos epidemiológicos sobre os factores de risco das doenças crónicas não transmissíveis são ainda raros na África Subsariana. E, na sua maioria, dizem respeito a grupos específicos. Este estudo foi efectuado com uma população sob bandeira, com idades compreendidas entre os 25 e os 60 anos.

O tabagismo diário (17,3%), um importante fator de risco cardiovascular, era elevado em relação ao limiar de 7% para os trabalhadores do sector privado. No entanto, é comparável à proporção observada na Nigéria e inferior à observada na África do Sul. A maioria dos participantes começou a fumar aos 20 anos de idade.

Provavelmente, o stress no trabalho poderá explicar a importância e a consistência desta prática no nosso estudo.

A Organização Mundial de Saúde recomenda o consumo diário de 5 porções ou 400 gramas de frutas e legumes. Na nossa população estudada, o consumo de frutas e legumes não é adequado. No entanto, pode ser rapidamente melhorado, quase 50% já consomem quatro porções por dia.

Como esperado, a taxa de sedentarismo entre os militares é inferior à dos trabalhadores do sector privado. Isto explica-se pelo facto de, nos exércitos, o quadro de trabalho proporcionar

para dois dias de desporto por semana, por vezes utilizado para organizar sessões colectivas. Além disso, a atividade física é um critério de avaliação do desempenho nos exércitos.

A prevalência de hipertensão arterial observada é aproximadamente a mesma que a encontrada noutros estudos anteriores. Continua a ser preocupante e a aumentar constantemente nos países desenvolvidos e, sobretudo, nos países em desenvolvimento.

Alguns estudos mostram variações significativas entre 6% e 48%, consoante o país e o meio rural ou urbano. No entanto, alguns autores prevêem um aumento da prevalência da hipertensão arterial nos próximos 80% e 24%, respetivamente, nos países em desenvolvimento e nos países desenvolvidos.

Na África subsariana, existe uma relação complexa entre o peso insuficiente e o excesso de peso. O défice de peso é observado principalmente nas crianças e o excesso nos adultos, especialmente no género feminino. A prevalência da obesidade e do excesso de peso neste estudo é relativamente baixa em comparação com 16,7% e 81%, respetivamente, entre os trabalhadores congoleses do sector privado.

Isto pode ser explicado por um nível mais elevado de atividade física na nossa população de estudo de base militar.

A importância do risco cardiovascular de acordo com a classificação da Organização Mundial de Saúde mostra o lugar das doenças crónicas não transmissíveis no nosso estudo.

As patologias crónicas cardio-metabólicas e renais estão a aumentar na África subsariana devido a uma frequência crescente dos seus factores de risco.

No entanto, estes factores são pouco quantificados na maioria dos países. De facto, os dados são díspares e poderiam provavelmente ser uma ilustração das situações variáveis que ocorrem entre grupos, regiões ou mesmo países.

O acidente vascular cerebral e o enfarte do miocárdio são mais comuns em indivíduos mais jovens.

A investigação sobre doenças crónicas não transmissíveis na África Subsariana tem sido insignificante em comparação com a realizada nos países desenvolvidos, e a maioria dos estudos publicados foi realizada em hospitais ou clínicas.

Os estudos comunitários revelam frequentemente uma elevada prevalência de doenças crónicas não transmissíveis. É urgente tomar medidas para atenuar a emergência de uma epidemia de doenças crónicas não transmissíveis em África.

No entanto, este estudo tem algumas limitações relacionadas com a população estudada, que é composta por indivíduos selecionados por volta dos 20 anos de idade com base num bom estado de saúde e num acompanhamento médico regular.

Assim, não é necessariamente representativo da população nacional e os resultados não são diretamente transferíveis para a população em geral.

e) **Conclusão**

Este estudo demonstrou a importância dos factores de risco para as doenças crónicas não transmissíveis e, em especial, para destacar o elevado risco cardiovascular entre os militares senegaleses, de acordo com a classificação da Organização Mundial de Saúde.

Tal como o VIH/SIDA, a eclosão de uma epidemia de doenças crónicas não transmissíveis constituirá igualmente um problema de segurança e poderá ter um impacto negativo no funcionamento da instituição.

Certas políticas, como os cuidados gratuitos para doenças dispendiosas, deixarão de ser viáveis a longo prazo. Uma alternativa sustentável seria a criação de um programa de prevenção primária, o acesso ao controlo do tabaco, a prevenção do excesso de peso e a promoção de uma boa alimentação.

O Serviço de Saúde do Exército deve também criar uma plataforma técnica para a deteção precoce e a gestão das emergências cardiovasculares a todos os níveis da cadeia de saúde.

RECOMENDAÇÕES

Os critérios de seleção das recomendações têm em conta as intervenções descritas pelo Grupo de Ação para as Doenças Crónicas Não Transmissíveis. NCD Alliance no contexto da República Democrática do Congo, e atribuímos a estas e outras intervenções uma prioridade baseada nos seguintes critérios:

- Respeitar a jurisdição do governo da RDC (embora reconheçamos a necessidade de trabalhar com outros níveis de governo para implementar algumas intervenções estratégicas bem sucedidas);
- O país de baixo rendimento deve estabelecer parcerias com os doadores para

garantir a melhoria das condições de vida dos militares congoleses

- Os parceiros e doadores internacionais apoiam um sistema de saúde dos exércitos congoleses e propõem projectos de lei ao governo da República Democrática do Congo;
- Apoio a instalações de saúde e melhoria das condições de vida das forças armadas;
- Refletir o nível de desenvolvimento das intervenções estratégicas na área dos factores de risco (para algumas intervenções estratégicas, as provas podem ser emergentes ou promissoras);
- Ser definido em relatórios e declarações de consenso de peritos anteriores
- Limitar-se a quatro recomendações por área de fator de risco chave mais recomendações gerais (convergindo em intervenções prioritárias):

Intervenções recomendadas a nível da população

Recomendações sobre o tabagismo:

1. Aumentar o imposto sobre os produtos do tabaco

2. Alargar e expandir o sistema integrado de cessação tabágica

3. Lançar uma campanha de marketing social sustentada

4. Proibir o tabaco nas esplanadas dos bares e restaurantes

Recomendações sobre o consumo de álcool:

5. Manter e reforçar a fixação de preços socialmente responsável

6. Aplicar medidas eficazes para controlar a disponibilidade de álcool

7. Reforçar as medidas de controlo específicas para a comercialização e promoção do álcool

8. Aumentar o acesso a intervenções de aconselhamento breve

Recomendações sobre a atividade física:

9. Exigir créditos de educação física

10. Avaliar a atividade física diária

11. Apoiar os transportes activos

12. Demonstrar liderança na política de atividade física no local de trabalho

Recomendações sobre uma dieta saudável:

13. Criar uma estratégia armada em matéria de alimentação e nutrição.

14. Incluir no currículo as competências alimentares obrigatórias

15. Apoiar a alimentação saudável nos exércitos financiados pelo Tesouro

16. Aplicar a rotulagem obrigatória das ementas nos serviços alimentares do exército

Recomendações sobre o reforço das capacidades:

17. Adotar uma abordagem a nível de toda a administração pública

18. Melhorar a medição e aumentar a responsabilização

19. Ligar os conhecimentos à prática

20. Lançar uma campanha de comunicação coordenada no domínio da saúde

    Recomendações para a equidade na saúde:

21. Reduzir as desigualdades no domínio da saúde

22. Abordar a saúde da população das Primeiras Nações, homens em uniforme

REFERÊNCIAS BIBLIOGRÁFICAS

1. Estratégia global da Organização Mundial de Saúde para a alimentação, a atividade física e a saúde. Genebra: OMS; 2004.

2. Daar AS, Singer PA, Persad DL, et al. Grand Challenges in chronic noncommunicable diseases. Nature. Nov 2007 22; 450 (7169): 494-6.

3. Holmes MD, Dalal S, Volmink J, et al. Non-communicable diseases in subSaharan Africa: the case for cohorts studies. Med. 2010 May 11; 7 (5): 1000244.

4. Organização Mundial de Saúde. Relatório sobre a situação mundial das doenças não transmissíveis 2010. Genebra: Organização Mundial da Saúde; 2011.

5. Organização Mundial de Saúde. Scaling up action against non-communicable diseases: how muchwillwillcost? Geneva: Organização Mundial da Saúde; 2011.

6. Bloom DE, Cafiero ET, Jane-Llopis E. The Global Economic Burden of Noncommunicable Diseases. Geneva: Fórum Económico Mundial; 2011.

7. Gaylin DS, Kates J. Refocusing the lens: epidemiologic transition theory, mortality differentials, and the AIDS pandemic. Soc Sci Med. 1997 Mar; 44 (5): 609-214.

8. Dalal S, Beuza JJ, Volmink J, et al. Non-communicable diseases in sub-SaharanAfrica: whatwe know now. Int J Epidemiol. 2011 Aug; 40 (4): 885-901.

9. Ezzati M, Vander HS, CM Lawes, et al. Rethinking the diseases of affluence paradigm: global nutritional risks in relation to economic development. Plos Med. 2005 maio; 2 (5): 133.

10. Conner MD, Walker R, Warlow CP, et al. Carga do AVC na população negra da África subsariana. Lancet Neurol. 2007 Mar; 6 (3): 269-78.

11. OMS. A vida no século XXI, uma perspetiva para todos. Genebra: OMS; 1998. Relatório Mundial sobre a Saúde 1998; p. 257.

12. Mayor B, Lioret S, Gartner A, Delpeuch F. Nutritional Transition and Food-Related Chronic Diseases in Developing Countries (Transição Nutricional e Doenças Crónicas Relacionadas com a Alimentação nos Países em Desenvolvimento). Cadernos de saúde. 2002; 12: 45-55.

13. Manton KG. The global impact of non-communicable diseases: estimates and projections (O impacto global das doenças não transmissíveis: estimativas e projecções). World Health Stat Q. 1988; 41 (3-4): 255-66.

14. Feachem RGA, Kjelitrom T, Murray CJL, et al. The health of adults in the developing world (A saúde dos adultos no mundo em desenvolvimento). New York: Oxford UniversityPress; 1996. p. 900.

15. Série de relatórios técnicos 854 da OMS. Genebra: OMS; 1995. Excesso de peso

em adultos. In. Utilização e interpretação da antropometria. Relatório de um comité de peritos; pp. 348-83.

16. Organização Mundial de Saúde. Fardo global da doença. Projeção da mortalidade e do peso da doença, 2002-2030.

17. Organização Mundial de Saúde. O peso global da doença: Atualização de 2004. Genebra: Organização Mundial da Saúde; 2008.

18. Pieters M, Vorster HH. Nutrição e hemostasia: um enfoque na urbanização na África do Sul. Mol Nutr Food Res. 2008 Jan; 52 (1): 164-72.

19. Adeyi O, O Smith, Robles S. World Bank Public policy and the challenge of chronic non-communicable diseases. Washington, DC: Banco Mundial; 2007.

20. Stamp fer MJ, Hu FB, Manson JE, et al. Dietlifestyle, and risk of type 2 diabetesmellitus in women. N Engl J Med. 2001 Sep 13; 345 (11): 790-7.

21. Stampfer MJ, Hu FB, Manson JE, et al. Primary prevention of coronary heart disease in women throughdiet and lifestyle. N Engl J Med. 2000 Jul 6; 343 (1): 16-22.

22. Seck SM, Gueye S, Tamba K, et al. Prevalência de doenças cardiovasculares e metabólicas crónicas em trabalhadores do mar senegaleses: um estudo transversal de 2010. PrevChronic Dis. 2013; 10: 110339.

23. Kankeu HT, Saksena P, Xu K, et al. The financial burdenfrom noncommunicable diseases in low and middle-income countries: aliteraturereview. HealthRes Policy Syst. 2013 Aug 16; 11:31.

24. Abegunde DO, Mathers CD, Adam T., Ortegon M, Strong K. The burden and costs of chronic diseases in low-income countries. Lancet. 2007 Dec 8; 370 (9603): 1929-383.

25. DE Bloom, Cafiero ET, Jane-Llopis E. The Global Economic Burden of Noncommunicable Diseases (O peso económico global das doenças não transmissíveis). Geneva: Fórum Económico Mundial; 2011.

26. Jones AC, Geneau R. Assessing research activities on priority intervention for non-communicable disease prevention in low and middle-income countries: abibliometric analysis. Ação Mundial para a Saúde. 2012 Aug 23; 5: 1-13.

27. Beaglehole R, Bonita R, Horton R, et al. Acções prioritárias para a crise das doenças não transmissíveis. Lancet. 2011; 377 (9775): 1438-1447.

28. Organização Mundial de Saúde. Relatório sobre a situação mundial das doenças não transmissíveis 2010. Genebra: Organização Mundial da Saúde; 2011.

29. Organização Mundial de Saúde. Scaling up action against non-communicable diseases: how muchwillwillcost? Geneva: Organização Mundial da Saúde; 2011.

30. Lopez AD, Mathers CD, Ezzati M, Jamison DT, Murray CJ. Global and Regional

Burden of Disease and Risk Factors, 2000: Systematic Analysis of Population Health Data (Análise sistemática dos dados de saúde da população). Lancet. 2006 May 27; 367 (9524): 1747-57.

31. Vorster HH. A emergência da doença cardiovascular durante a urbanização dos africanos. Public Health Nutr. 2002 Feb; 5 (1A): 239-43.

32. Questionário STEPS para os factores de risco das doenças não transmissíveis (versão básica e alargada, V 1.4): a abordagem STEP da OMS para a vigilância das doenças não transmissíveis (STEPS).

33. Colaboradores dos Factores de Risco do GBD 2015. Avaliação de risco comparativa global, regional e nacional de riscos comportamentais, ambientais e ocupacionais e metabólicos ou grupos de riscos, 1990-2015: uma análise sistemática para o Global Burden of Disease Study 2015. Lancet, 2016; 388 (10053): 1659-1724

34. Omran A - The epidemiologic transition: a theory of the epidemiology of population change. Milbank Memorial Fund Quarterly, 1971, 49, 509-538.

35. Olshansky J, Ault B - A quarta fase da transição epidemiológica: a idade das doenças degenerativas retardadas. The Milbank Quarterly, 1986, 64, 355-391.

36. Mesle F, Vallin J - Da transição epidemiológica à transição sanitária. Med Trop, 2007, 67, 545-551. - OMS. Estatísticas globais de saúde 2013.

37. Fourcade L. Transição epidemiológica e desenvolvimento: o crescimento das doenças não transmissíveis é inevitável? Med. Demasiado, 2007, 67, 543-544.

38. Touze J.E. As doenças cardiovasculares e a transição epidemiológica do mundo tropical. Med. Demasiado, 2007, 67, 541-542. - Hossain P., Kawar B., Nahas M.E. Obesity and diabetes in the developing world. A growing challenge. N. Engl. J. Med., 2007, 356, 213-215.

39. Ly A. Progressão do cancro em África: caraterísticas, alteridade, novas abordagens à saúde pública. In: Saúde Internacional. Questões de saúde no Sul. Dominque Kerouedan (dir.). Paris. Imprensa das Ciências PO, 2011, pp. 121-140

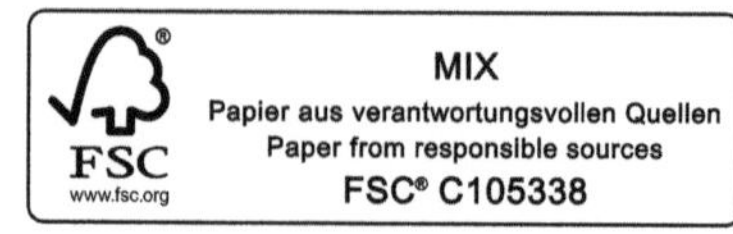

Printed by Books on Demand GmbH, Norderstedt / Germany